Números de Teléfono

Nombre de la escuela:_____

   Número de teléfono: _____

Nombre del maestro: _____

   Número de teléfono: _____

Nombre del consejero de la escuela: _____

   Número de teléfono: _____

Nombre de la escuela:_____

   Número de teléfono: _____

Nombre del maestro: _____

   Número de teléfono: _____

Nombre del consejero de la escuela: _____

   Número de teléfono: _____

Nombre y número de teléfono del entrenador:_____

_____

Clubes o grupos para adolescentes:

Nombre: _____ Teléfono: _____

Nombre: _____ Teléfono: _____

Nombre: _____ Teléfono: _____

Amigos del adolescente:

Nombre: _____ Teléfono: _____

Nombre: _____ Teléfono: _____

Nombre: _____ Teléfono: _____

Otros números de teléfono:

Nombre: _____ Teléfono: _____

Nombre: _____ Teléfono: _____

Nombre: _____ Teléfono: _____

Qué Hacer para la Salud de los Adolescentes

Fácil de leer • Fácil de usar

Gloria Mayer, R.N.
Ann Kuklierus, R.N.

Institute for Healthcare Advancement
Whittier, California

Printed in the United States
05 04 03 02 01 00 5 4 3 2 1
ISBN: 0-9701245-3-8

A Nuestros Lectores

Este libro es para las mamás, papás, y demás personas que tienen adolescentes. El libro explica los cambios físicos por los que pasan los adolescentes, y le da 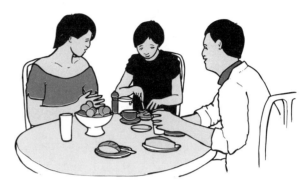 consejos sobre cómo tratar temas que afectan a los adolescentes como el salir con el novio o la novia, la escuela, el manejar, el fumar, y las drogas. Le da información sobre las señales de peligro y dónde conseguir ayuda. Este libro le ayudará a entender lo que pasa durante los años de la adolescencia y a saber que hacer para mantener a su adolescente fuera de peligro y saludable.

He aquí algunas cosas que le recomendamos que haga cuando obtenga este libro:

- Llene los números de teléfono al comienzo de este libro.
- Mantenga este libro donde lo encuentre facilmente.
- Vaya a la página viii para saber lo que contiene este libro.
- Vea la página vii para enterarse cuando es que debe conseguir ayuda para su adolescente.
- Lea las páginas 38–40, las cuales contienen una lista de lugares y personas que le pueden ayudar con su adolescente.

- Lea unas cuantas páginas de este libro hasta que termine de leerlo.
- Vea la lista de palabras al final del libro. Esta lista le da el significado de ciertas palabras que aparecen en el libro.

Este libro ha sido leído por doctores y otros profesionales que trabajan con adolescentes. Ellos piensan que es útil y seguro.

Pero cada adolescente es diferente. Puede que algunas cosas en este libro no sean prácticas para su adolescente. Usted es quien debe decidir qué hacer y cuándo obtener ayuda. Si usted está preocupada por su adolescente o si tiene preguntas acerca de cualquier cosa en este libro, obtenga ayuda inmediatamente.

Existen muchas personas que le pueden ayudar tales como:
- Médicos y enfermeras
- Maestros y consejeros de escuela
- Trabajadores sociales
- Sacerdotes, ministros y rabinos
- Líneas de ayuda y grupos de apoyo

Siempre haga lo que su doctor u otra persona capacitada le diga.

Cuándo Obtener Ayuda para su Adolescente

Su adolescente está cambiando. Es difícil saber que es normal o anormal. Obtenga ayuda si su adolescente:

- Habla sobre la muerte.
- Regala sus cosas.
- Es malo con los animales.
- Usa drogas o se emborracha.
- Fue violada.
- Ha perdido o aumentado mucho peso.
- Se ve enfermo.
- Siempre está cansado.
- Se pelea con todos.
- La amenaza con irse de la casa.
- Parece que siempre está enojado.
- Lo reprueban en la escuela.
- Tiene problemas con la ley.
- Pasa todo su tiempo solo.
- No tiene amigos.
- Va y viene sin hablar con nadie de la familia.
- Puede estar embarazada.
- Tuvo relaciones sexuales sin protección.

Lea este libro para ver más señales de cuándo deben obtener ayuda para su adolescente.

Contenido de éste Libro

Contenido de éste Libro

Los Años de la Adolescencia: Una Época de Grandes Cambios 1

Apuntes

_____

_____

_____

_____

_____

_____

_____

_____

_____

_____

_____

_____

Las Emociones

¿En qué consisten?

Las emociones son sensaciones muy fuertes. Las sensaciones de un adolescente pueden cambiar muy rápido. Los adolescentes pueden estar contentos y de repente sentirse tristes.

¿Sabía usted que?

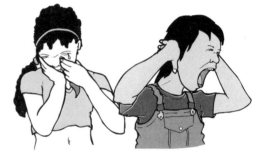

- Los adolescentes pueden llorar, reírse, o enojarse en un período de tiempo corto. A esto se le llama cambios en el estado de ánimo. Los cambios en el estado de ánimo son normales. Estos son causados por cambios hormonales (químicos en el cuerpo) de los jovencitos y jovencitas en crecimiento.

- Los adolescentes a menudo no saben qué es lo que sienten o qué es lo que quieren. Ellos no saben por qué están tristes. El hablar sobre los sentimientos le puede ayudar a los adolescentes a darse cuenta que anda mal.

- Los adolescentes quieren y odian a sus padres al mismo tiempo. Esto es normal. Ellos quieren que los dejen solos, y a la misma vez quieren ayuda de sus padres.

- El enojo es una emoción y puede ser una señal de un problema.

- Las acciones y las emociones son diferentes entre los adolescentes. Esto es normal.

- Los adolescentes se preocupan por muchas cosas. Ellos se preocupan sobre:
  - Sus calificaciones
  - El dinero
  - El no tener suficiente tiempo
  - Lo que las otras personas piensen de ellos
  - Su futuro

- Puede que parezca que a los adolescentes no les importe mucho las cosas, pero en realidad les importa muchísimo.

¿Qué puedo hacer?

- Dígale a su adolescente que los cambios físicos afectan cómo se siente. Esto es normal.

- Felicite a su adolescente cuando haga bien las cosas.

- Acepte a su adolescente. Nunca se burle de él o ella. No provoque a su adolescente.

- A menudo, los adolescentes copian las cosas que hacen los demás. Dé un buen ejemplo de lo que usted quiera que haga su adolescente.

Las Emociones

- Hable con su adolescente sobre los sentimientos. Fíjese si su adolescente muestra señales de enojo. Si usted no le ayuda a su adolescente con el enojo, a él o ella le pueden pasar cosas malas.

- Pase tiempo con su adolescente. Escuche lo que su adolescente le diga. No le diga a su adolescente que lo que él o ella diga o sienta es bueno o malo. Simplemente deje que su adolescente hable de sus cosas.

- Dígale a todos los miembros de su familia que no peleen con el adolescente. Si su adolescente se porta mal, se le debe dejar solo.

- Sepa lo que su adolescente hace todos los días. Conozca a los amigos de su adolescente.

- Asegúrese de que los castigos vayan de acuerdo a las acciones de su adolescente. No castigue en exceso a su adolescente por algo pequeño. No deje que su adolescente la convenza de que no la castigue.

- Ponga límites para su adolescente. También dígale las cosas importantes que él o ella debe hacer.

- En lo posible, déjela que se salga con la suya. Aunque usted no esté de acuerdo con la ropa que su adolescente se pone, puede que esté bien dejar que se la ponga. Esto le permite a los adolescentes salirse con la suya en cosas que no les hacen daño.

- Trate de incluir a su adolescente en las actividades familiares pero no lo fuerce.

- Sea honesto y trate de mostrar respeto por su adolescente. Escuche a su adolescente. No acuse a su adolescente de algo antes de tener todas las pruebas.

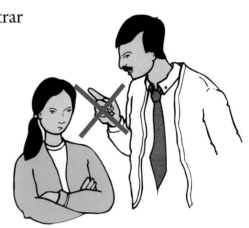

- No sermonee ni le hable feo a su adolescente. Platique las cosas con su adolescente.

¿Cuándo debo obtener ayuda?

- Si su adolescente habla de que se quiere matar.
- Si su adolescente ha sido abusada.
- Si su adolescente vomita después de comer, no come, o está perdiendo mucho peso.
- Si usted piensa que su adolescente usa drogas, toma bebidas alcohólicas, o hace cosas ilegales.
- Si su adolescente no tiene amigos. Si él o ella pasa mucho tiempo solo(a).
- Si usted está muy enojado con su adolescente. Si usted siente que quiere hacerle daño a su adolescente.
- Si su adolescente no va a la escuela o esta recibiendo bajas calificaciones.
- Si su adolescente tiene una pistola o una navaja.
- Si su adolescente habla de hacerle daño a otra persona.
- Si su adolescente es malo con los animales.

Cambios Físicos en los Jovencitos

¿Cuáles son?

Durante los años de la adolescencia, el cuerpo de un jovencito se convierte en el cuerpo de un adulto. A este tiempo de rápido crecimiento se le conoce como la pubertad. Estos cambios físicos permiten que los jóvenes puedan tener bebés.

¿Sabía usted que?

- Los cambios pueden empezar en los jovencitos a partir de los 8 hasta los 15 años. Los cambios duran de 3 a 5 años.
- Estos son los cambios que pueden suceder:
  - Vellos finos y lacios empiezan a crecer alrededor del pene.
  - Los testículos (también conocidos como huevos) y el saco de piel que los rodea (escroto) crecen.
  - El pene se hace más ancho y más largo.
  - La voz empieza a cambiar.
  - Empiezan a crecer vellos encima del labio superior.
  - Empiezan a crecer vellos debajo de los brazos y en la cara.
  - Los vellos alrededor del pene se oscurecen y se hacen más gruesos.
  - El jovencito aumenta de estatura.

Cambios Físicos en los Jovencitos

Estos dibujos muestran como cambia el cuerpo de un jovencito:

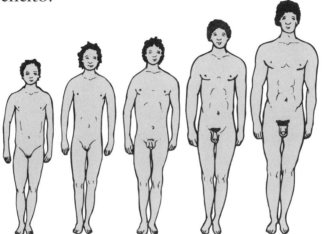

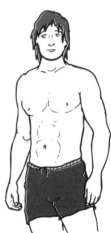

- Los jovencitos crecen en los últimos años de la adolescencia. Un joven alcanza la estatura de un adulto a la edad de 18 años.

- En esta etapa, los jovencitos se hacen más fuertes y se ven más esbeltos.

- La voz de un jovencito se hace más ronca en esta etapa. La voz de un jovencito puede quebrarse al hablar. Esto es normal.

- Los jovencitos empiezan a eyacular semen (esperma) durante la noche. A esto se le conoce como un sueño erótico o sueño mojado. No hay nada que un jovencito pueda hacer para que esto no pase. Es normal. Los sueños eróticos pasan con menos frecuencia a medida que los cambios terminan.

- Un jovencito puede embarazar a una jovencita una vez que produce semen. Esto pasa entre los 11 y 17 años de edad.

- El pene de un jovencito se puede parar en cualquier momento. A esto se le conoce como una erección. Las erecciones pueden pasar sin tocar el pene o pensar en las relaciones sexuales. Esto es normal.

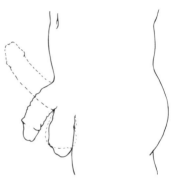

- A algunos le crecen los pechos. Puede que sientan un bulto debajo de una o de las dos tetillas (pezones). Esto es normal y desaparecerá.

- Los huevos (testículos) desiguales son normales.

- Algunos jovencitos están circuncisos. Esto significa que la piel sobre la punta del pene (prepucio) ha sido cortada. El pene se ve diferente si el prepucio no está presente. Es normal tener el pene de cualquiera de las dos maneras.

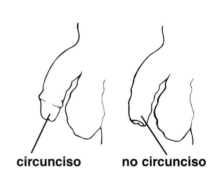

circunciso   no circunciso

- El cuerpo de un jovencito empieza a oler en esta etapa. Los jovencitos necesitan bañarse todos los días y ponerse desodorante debajo de los brazos.

¿Qué puedo hacer?

- Hable con su adolescente acerca de los cambios físicos. Haga esto antes de que comiencen los cambios.

- Dígale a su adolescente que estos cambios son normales.

- Enséñele a su adolescente dibujos como los que aparecen en este libro. Déjelo que haga preguntas.

- Explíquele sobre los sueños eróticos y las erecciones. Dígale que estas lo pueden ruborizar o avergonzar. Dele ideas de cómo ocultar las erecciones, como el usar camisas y pantalones grandes.

- Háblele sobre el aseo del pene. Si no está circunciso, dígale a su adolescente que se jale la piel del pene hacia atrás cuando se lo lave.

- Háblele sobre el olor del cuerpo y que hacer al respecto.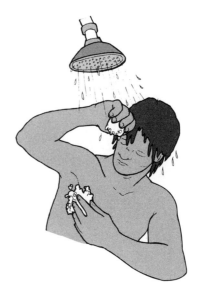

- A esta edad, su adolescente debe saber cómo se hacen los bebés.

- No se burle de los cambios físicos de su adolescente. Los jovencitos se preocupan de lo que la gente dice sobre su cuerpo.

¿Cuándo debo obtener ayuda?

- Si el adolescente tiene dolor en la ingle o en sus órganos sexuales.

- Si el adolescente no puede jalarse la piel del pene hacia atrás para lavárselo.

- Si su adolescente tiene relaciones sexuales.

- Si su adolescente tiene dolor al orinar.

- Si su adolescente es mucho más bajo (chaparro) que sus amigos.

- Si le sale pus del pene.

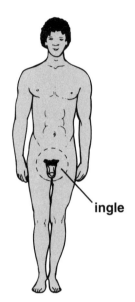

ingle

Cambios Físicos en las Jovencitas

¿Cuáles son?

Durante los años de la adolescencia, el cuerpo de una niña se convierte en el cuerpo de una mujer adulta. A esta etapa de crecimiento rápido se le conoce como pubertad. Estos cambios permiten que las jovencitas tengan bebés.

¿Sabía usted que?

- Los cambios pueden empezar desde los 8 y los 14 años. Los cambios pueden durar de 4 a 5 años.
- Esta es una lista de los cambios físicos que ocurren:
  - Empiezan a crecer vellos alrededor de los labios de la vagina.
  - Los pechos empiezan a crecer. Al comienzo, parecen pequeños bultos debajo de los pezones.
  - El área rosada alrededor de los pezones crece del centro hacia afuera.
  - Aumenta su estatura.
  - Crecen vellos en las piernas, debajo de los brazos y entre las piernas.
  - La jovencita empieza a reglar (tener sus períodos). A esto se le conoce como menstruación.

- Los vellos de entre las piernas se oscurecen y se rizan (enchinan).
- Los pechos se forman y crecen hasta llegar a su tamaño completo.

Estos dibujos muestran como cambia el cuerpo de una jovencita:

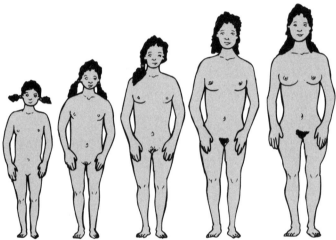

- Las jovencitas aumentan de estatura en los primeros años de la adolescencia. Ellas paran de crecer alrededor de los 16 años.

- Las jovencitas suben de peso en esta etapa. Ellas necesitan ganar cierta cantidad de peso para poder empezar a reglar. Esto no significa que han engordado.

- Los períodos pueden empezar de los 10 a 14 años de edad. La mayoría de las jovencitas empiezan a reglar entre los 12 a 13 años de edad.

- Un líquido sale de la vagina antes de que empiece la regla. El líquido puede ser transparente o blanco. Puede ser aguado o espeso. Esto es normal.

- Al comienzo, los períodos no son regulares. Puede que la regla de una jovencita se saltee un mes. La regla dura de 2 a 5 días.

- Puede que al comienzo, la jovencita no tenga dolor con su período. Después puede que tenga retorcijones en los primeros días. El Motrin u otros medicamentos sin receta médica ayudan a aliviar el dolor.

- Un pecho puede crecer más grande que el otro. El más pequeño crecerá igual que el grande. Puede que los senos duelan mientras que crecen. Esto es normal.

- El cuerpo de las jovencitas empieza a oler en esta etapa. Las jovencitas deben bañarse todos los días y ponerse desodorante debajo de los brazos.

- La jovencitas se preocupan de sus cuerpos. Ellas se preguntan si estos cambios son normales.

¿Qué puedo hacer?

- Hable con su adolescente acerca de los cambios físicos. Haga esto antes de que comiencen los cambios.

- Dígale a su adolescente que estos cambios son normales.

- Enséñele a su adolescente dibujos como los que aparecen en este libro.

Cambios Físicos en las Jovencitas

- Tenga una plática privada con su adolescente. Háblele sobre el crecimiento de los pechos y de los vellos, la regla, y otras cosas. Explíquele a su adolescente sobre el líquido vaginal normal.

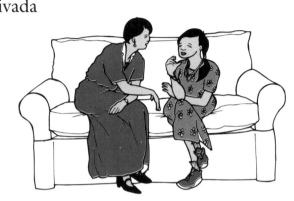

- Enséñele a su adolescente qué es lo que tiene que hacer cuando le venga la regla. Esto es muy importante. Ella debe saber esto antes de que le venga la primera regla.

- Muéstrele qué es lo que tiene que usar cuando le venga su regla como por ejemplo las toallas sanitarias y los tampones. Asegúrese de que las pueda obtener en la escuela o que las lleve consigo.

- Háblele a su adolescente sobre los olores del cuerpo y que hacer al respecto. Su adolescente debe ducharse o bañarse todos los días.

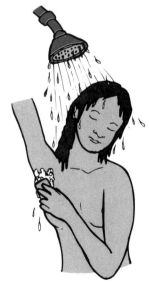

- Haga algo divertido con su adolescente el día que tenga su primera regla.

- No diga cosas malas sobre los períodos o el crecimiento de los pechos. No diga que es una "maldición" ni use otros nombres malos.

- Hable con su adolescente sobre la ovulación. La ovulación es cuando un huevo sale del ovario y entra al útero.

- Antes de que su adolescente tenga la primera regla, ella deberá saber como se hacen los bebés.

- No se burle de los cambios físicos de su adolescente. Las jovencitas se preocupan de lo que la gente diga sobre su cuerpo.

- Tenga en cuenta los sentimientos de su adolescente sobre su desarrollo físico. Puede que ella tenga miedo de dejar de ser niña.

¿Cuándo debo obtener ayuda?

- Si su adolescente no ha reglado para cuando tenga 14 años.

- Si su adolescente tiene mucho dolor con la regla, o si no le pasa el dolor después de tomar Motrin u otras medicinas sin receta médica.

- Si su adolescente tiene relaciones sexuales.

- Si su adolescente es mucho más baja (chaparra) que sus amigas.

- Si a su adolescente le sale un líquido de la vagina que no parece normal.

Cómo los Padres Pueden Ayudar a sus Adolescentes 2

Apuntes

_____

_____

_____

_____

_____

_____

_____

_____

_____

_____

_____

_____

_____

_____

_____

Cómo Desarrollar la Autoestima

¿Qué es?

La autoestima es lo que una persona opina de sí misma. Es el sentimiento de saber que uno vale algo.

¿Sabía usted que?

- Los años de la adolescencia son duros para la autoestima. Los cambios físicos hacen que los adolescentes se sientan inseguros. Los adolescentes se preocupan de cómo se ven.

- Los adolescentes no se sienten seguros de quienes son.

- Los padres y amigos ayudan a formar la autoestima de un adolescente.

- El decirle cosas buenas a su adolescente ayuda a desarrollar su autoestima.

- El sacarse buenas calificaciones, ser bueno en los deportes, o en otras cosas desarrolla la autoestima.

- Los adolescentes que tienen un buen concepto de sí mismos toman buenas decisiones.

- Los adolescentes que tienen un mal concepto de sí mismos no son felices. Ellos sienten que no son lo suficientemente buenos.

- Los adolescentes que no se sienten bien de ellos mismos no cuidan sus cuerpos. Ellos tratan de sentirse mejor haciendo cosas como fumar, usar drogas, y tomar bebidas alcohólicas. Puede que tengan relaciones sexuales para sentirse queridos.

- Un mal concepto de sí mismo daña la salud de un adolescente.

¿Qué puedo hacer?

- Desarrolle una autoestima fuerte en su adolescente. Ayude a que su adolescente se sienta bien. Estas son algunas cosas que usted puede hacer:

  - Felicite a su adolescente a menudo, pero sea honesto.

  - Presuma de su adolescente, y deje que él o ella lo escuchen.

  - Ayude a que su adolescente encuentre cosas en que él sea bueno. Puede que su adolescente sea bueno en la música, deportes, o arte.

  ¡Te ves muy bien!

  - Dígale a su adolescente que usted se siente orgullosa de ella.

- No insulte a su adolescente llamándolo por nombres como "estúpido." No humille a su adolescente.

- No se fije en cosas pequeñas. No busque razones para corregir a su adolescente. Busque razones para felicitar a su adolescente.

- Celebre los éxitos de su adolescente. Prémiela de manera especial cuando su adolescente salga bien en una prueba.

- Dígale seguido a su adolescente que la quiere. Déjele notitas en su mochila o en otros lugares donde las vaya a encontrar. Esta es una lista de las cosas que usted puede escribir:

  - Estoy pensando en ti.
  - ¡Tú lo puedes lograr!
  - ¡Eres a todo dar!
  - ¡Tú eres especial!
  - ¡Buena suerte en tu prueba!
  - ¡Estoy orgullosa de ti!
  - Te mando un abrazo. ¡Que pases un bonito día!

- Los amigos pueden ayudar o dañar la autoestima de su adolescente. Ayúdele a su adolescente a escoger buenos amigos. Hable con su adolescente sobre cuáles son las cualidades de un buen amigo. Lea sobre los amigos en la página 44.

¿Cuándo debo obtener ayuda?

- Si su adolescente siempre se menosprecia.
- Si su adolescente no prueba cosas nuevas.
- Si su adolescente siempre tiene miedo de fracasar.
- Si su adolescente pasa la mayor parte del tiempo solo.
- Si usted está preocupado por su adolescente.
- Si su adolescente ha perdido el interés en cosas que antes le gustaban.

El Tiempo para la Familia

¿Qué es?

El tiempo para la familia
es el tiempo que los
miembros de la familia
pasan juntos.

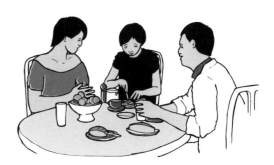

¿Sabía usted que?

- Los adolescentes que hacen cosas con su familia tienen menos problemas con las drogas y con la ley. Las familias les enseñan a los adolescentes los buenos valores. Les enseñan a llevarse bien con los demás.

- Los años de la adolescencia están llenos de momentos difíciles. Los adolescentes necesitan el apoyo de la familia cuando están tristes o preocupados.

- Los adolescentes actúan como que no quieren ser parte de la familia. Ellos piensan que no es suave el ser visto con sus padres.

- Los adolescentes a menudo se sienten como niños pequeños cuando están con sus papás. Por lo tanto, ellos pueden imponer reglas como:

  - No abrazos ni besos en público.
  - Ellos quieren que los dejen en la esquina.
  - No quieren ser vistos con sus padres.

- Los adolescentes aman a sus padres. Solamente que no lo demuestran. Los amigos y las actividades fuera del hogar se vuelven más importantes que la familia. Esto es normal.

- Los padres deben irse separando de sus hijos poco a poco. Esta separación puede ser dura para los padres.

¿Qué puedo hacer?

- Lo mejor que usted puede hacer es pasar tiempo con su adolescente. Busque oportunidades para mantenerse cerca de su adolescente.

- Los adolescentes necesitan ser parte de un grupo. Haga que su familia sea el grupo de su adolescente. Haga cosas en familia tales como acampar o ir a excursiones.

- Empiece un proyecto familiar tal como plantar un jardín o jugar un deporte en familia.

- Dele a su adolescente cierto poder en la familia. Deje que su adolescente tome decisiones. Esto hará que su adolescente se sienta bien. Deje que su adolescente escoja:

  - Dónde salir a comer.
  - Qué hacer de cenar.
  - Qué película ver.

- Desayune, almuerce o cene varias veces a la semana en familia. Puede que sea difícil juntarlos a todos, pero esto es importante. Este es un buen momento de mantenerse en contacto con su adolescente. Apague el televisor. Este es el momento para que la familia hable y se ría junta.

- Haga que su adolescente la ayude a preparar la comida y con la limpieza.

- Planee hacer cosas en familia. Si su adolescente no quiere participar, pregúntele si él quiere traer a un amigo.

- Los adolescentes en una familia pelean seguido. Es mejor dejar que ellos resuelvan sus problemas entre ellos mismos. No se ponga a favor de ninguno. Ponga reglas tales como no pegarse.

- Dele a su adolescente trabajos para que los haga como miembro de la familia. Algunas cosas que su adolescente puede hacer son:

  - Lavar el carro de la familia.

  - Sacar la basura.

  - Lavar los platos.

  - Mantener en orden su cuarto.

- Fije una noche a la semana como la noche familiar. Haga algo en familia esa noche.

- Haga cosas solo con su adolescente tales como salir de compras o ir a almorzar juntos.

- Si su familia es religiosa, vaya a la iglesia o al templo juntos.

¿Cuándo debo obtener ayuda?

- Si su adolescente nunca está en la casa.
- Si su adolescente se niega a ser parte de la familia.
- Si siente que su adolescente es como un extraño.
- Si no puede hablar con su adolescente.

El Cariño y el Entendimiento

¿Qué es?

Es el ver cosas buenas en su adolescente todo el tiempo.

¿Sabía usted que?

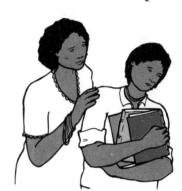

- Los adolescentes necesitan el amor y el entendimiento de sus padres.

- Ellos necesitan sentir esperanza. Ellos necesitan saber que:

  - Los años de la adolescencia van a pasar.

  - Todo va a estar bien.

  - Un día serán adultos felices.

  - Ellos tienen un buen futuro.

- Los adolescentes que reciben cariño y entendimiento en el hogar son menos propensos a hacer cosas ilegales. Ellos no necesitan encontrar cariño o apoyo en las pandillas.

¿Qué puedo hacer?

- Lea sobre los cambios por los que pasan los adolescentes (vea las páginas 6–15). Esto le ayudará a entender por qué él o ella actúa de la manera en que lo hace.

- Quiera y acepte a su adolescente. Los años de la adolescencia pasarán. Puede que ahora sienta que durarán para siempre. Su adolescente crecerá pronto y se irá del hogar.

- El cariño y entendimiento que usted le muestre a su adolescente el día de hoy desarrollará una relación fuerte para el futuro.

- Hable con su adolescente sobre lo duro que son los años de la adolescencia. Háblele a su adolescente sobre los problemas y temores que usted tuvo cuando era adolescente. Esto le demuestra a su adolescente que usted la entiende.

- Busque el lado bueno de su adolescente en todo momento.

- Antes de enojarse por algo, pregúntese "¿Qué tanta importancia tiene esto?" Guarde su enojo para las cosas grandes como las drogas.

- Recuerde que las cosas pueden salir mal. Su adolescente cometerá errores. Aprenda a dejar pasar ciertas cosas. No regañe a su adolescente por cualquier cosa.

- Dígale cosas buenas a su adolescente. Hable sobre las cosas que le gustan de su adolescente. Dígale a su adolescente que es lo que hace bien.

¡Estoy orgullosa de ti!

¿Cuándo debo obtener ayuda?

- Si usted no puede hablar con su adolescente.
- Si su adolescente no deja que se le acerque.
- Si usted no siente cariño hacia su adolescente.
- Si usted y su adolescente siempre están peleando.

Las Reglas y la Disciplina

¿Qué son?

Las reglas son límites que nosotros ponemos a
las acciones de nuestros adolescentes. Las reglas también
son cosas que queremos que hagan los adolescentes.
La disciplina es lo que pasa cuando los adolescentes
rompen una regla o hacen algo malo.

¿Sabía usted que?

- Los adolescentes necesitan ciertas reglas o límites.
  Esto los ayuda a sentirse seguros y a saber qué es
  lo correcto.
- No deben haber demasiadas reglas. Las reglas deben
  ser justas.
- Los padres ponen reglas para cosas tales como:
  - A qué hora se debe llegar a la casa en la noche
  - Reglas sobre los novios/novias
  - Qué tanta televisión se puede mirar
  - El hacer la tarea
  - El manejo de carros
  - El fumar, las bebidas alcohólicas y las drogas
  - Las tareas de la casa
  - El decir la verdad

Las Reglas y la Disciplina

- Las reglas deben ser las mismas cuando los padres están de buen o de mal humor. Esto hace que los adolescentes se sientan seguros. De esta manera, ellos saben cómo actuar y qué esperar de uno.

- Los adolescentes deben saber qué es lo que les puede pasar si no cumplen con las reglas.

- A los adolescentes les gusta desafiar las reglas para ver qué pasa. Esto es normal.

- La disciplina les enseña a los adolescentes lo correcto. También los mantiene seguros. El castigo es otra palabra para la disciplina.

- Los castigos más comunes para los adolescentes son:

  - Quitarles las cosas como el uso del teléfono, la televisión o el carro.

  - No dejar que el adolescente salga a la calle.

  - Quitarle el dinero de su domingo.

- Los castigos no deben ser muy duros. Deben ser justos. Por ejemplo, si un adolescente llega a la casa 30 minutos tarde de ver a la novia, puede que sea injusto no dejarlo salir por todo un mes.

- Los castigos que se usan con los niños pequeños no funcionan con los adolescentes. El mandar a un adolescente a su cuarto no es un castigo. Este es el lugar donde el adolescente quiere estar.

¿Qué puedo hacer?

- Tenga reglas familiares. Dígale a su adolescente a que atenerse.

- Ponga reglas claras. No le diga: "llega temprano a la casa." Esto no es claro. Dígale: "llega a la casa antes de las 10 p.m."

- No imponga demasiadas reglas. Los adolescentes deben empezar a tomar su propias decisiones.

- Sea justo y piense sobre la disciplina. No castigue a su adolescente cuando usted esté enojado. Puede ser que lo castigue demasiado fuerte.

- Su adolescente esta observando y aprendiendo de usted. Asegúrese de que su adolescente aprenda las cosas correctas.

- La próxima vez que su adolescente no cumpla con una regla, pregúntele que es lo que usted debe hacer. Puede que usted se sorprenda con lo que escuche.

- No busque razones para corregir a su adolescente. Busque razones para elogiar a su adolescente. Recuerde lo que usted le dijo a su adolescente el día de hoy. ¿Le dijo usted alguna cosa bonita a su adolescente?

- Castigue a su adolescente por cariño y no por enojo. Habrán veces en que su adolescente lo enoje mucho. Mantenga la calma. No pierda la cabeza. Respire profundamente antes de hablar o actuar.

- Nunca golpee a su adolescente. Esto empezará un ciclo de violencia. Contrólese sin importar que tan enojado esté. Si usted piensa que va a perder el control, mejor retírese.

- Si usted pierde el control, dígale a su adolescente que lo siente. Usted cometió un error. Su adolescente lo respetará. Esto le enseña a su adolescente como comportarse cuando él o ella cometa un error.

- Asegúrese de que su adolescente se sienta querido, hasta cuando él o ella haga algo mal. Dígale a su adolescente que usted está enojado por lo que hizo, pero que todavía la quiere.

- Abrace a su adolescente todos los días.

- Asegúrese que su adolescente sepa que siempre puede ir con usted si necesita ayuda.

- Cuando su adolescente vaya con usted no grite ni se enoje. Mantenga la calma. Muéstrele con su ejemplo cómo escuchar y solucionar un problema.

- No trate de resolver todo. Hágase a un lado y deje que su adolescente resuelva algunos problemas.

- Ayude a que su adolescente aprenda de sus errores. Hágale las siguientes preguntas para ayudarla a aprender:

  - ¿Qué aprendiste?

  - ¿Qué se puede hacer para solucionar el problema?

  - ¿Qué se puede hacer para evitar el problema en el futuro?

- Enséñele a su adolescente que en la vida hay errores pequeños y errores grandes. Los errores pequeños son los que podemos componer, tales cómo:
  - El no pasar una prueba.
  - El regresar tarde a la casa.
  - El faltar a las prácticas deportivas.
- Los errores grandes son los que perjudican y limitan la vida de un adolescente para siempre. Un ejemplo de un error grande es el hacer cosas ilegales o quedar embarazada. Enséñele a su adolescente a pensar antes de hacer algo. ¿Va a cometer un gran error?
- No sea demasiado estricto con su adolescente si él o ella comete un error pequeño. Puede que su adolescente se enoje y la desafíe. O puede ser que su adolescente tenga miedo de ir con usted la próxima vez.
- No trate de controlar todas las acciones de su adolescente. Puede que esto haga que su adolescente se enoje. Los adolescentes necesitan tomar algunas decisiones y cometer ciertos errores. Esto les ayuda a aprender.
- Demuestre con sus acciones que usted tiene confianza y respeta a su adolescente.
- No se olvide de felicitar a su adolescente por seguir las reglas. Dígale cosas como:
  - Me di cuenta que anoche llegaste a la hora en que quedamos. Me siento orgulloso de ti.
  - Limpiaste muy bien tu cuarto. Se ve muy bien.

¿Cuándo debo obtener ayuda?

- Si su adolescente se está metiendo en problemas con la ley.

- Si su adolescente no quiere seguir las reglas familiares.

- Si usted no puede controlar su enojo o su temperamento.

- Si usted le pega a su adolescente o si su adolescente le pega a usted.

- Si su adolescente miente todo el tiempo.

Cómo Hablar con su Adolescente

¿En qué consiste?

El hablar con su adolescente es una forma de expresar su cariño. Hablar es la manera de mantenerse cercano a su 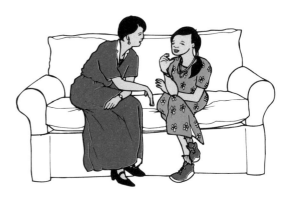 adolescente. Es así como usted se da cuenta de los sentimientos, las ansiedades y los sueños de su adolescente.

¿Sabía usted que?

- Es muy importante que los padres hablen con sus adolescentes.
- El hablar con adolescentes puede ser difícil. Muchas veces las pláticas terminan a gritos.
- Las reacciones que tengan los adolescentes dependen de:
  - Las palabras que se usan.
  - El tono de voz.
  - Los gestos que hacen los padres.

¿Qué puedo hacer?

- Utilice cualquier tiempo libre que tenga para hablar con su adolescente. Una buena oportunidad para hablar con su adolescente es cuando van a algún lado en el carro.

- No le diga a su adolescente que sus problemas son poco importantes.

- Háblele a su adolescente de la manera en que le gustaría que él le hable a usted. Estas son algunas cosas que usted puede hacer:

  - Deje de hacer lo que esté haciendo.

  - Escuche a su adolescente. Su adolescente le escuchará mejor si usted la escucha primero.

  - Haga preguntas para entender mejor.

  - Mantenga normal su tono de voz.

  - No sermonee a su adolescente.

  - No provoque ni se burle de su adolescente.

  - Tenga paciencia con su adolescente.

- Diga que lo siente si usted comete un error.

- Siempre trate de contestar las preguntas de su adolescente. Si no sabe la respuesta, dígaselo. Luego, busquen la respuesta juntos.

Estos son dos ejemplos de un padre y un adolescente hablando. Fíjese como reacciona el adolescente a lo que dice el padre.

La manera **incorrecta** de hablar con su adolescente:

Adolescente: Nos vemos luego.

Padre: ¿Y adónde crees que vas?

Adolescente: ¡Voy a salir!

Padre: No, ¡tú no vas a ninguna parte! Tú sabes las reglas. Como reprobaste el examen de matemática, no vas a salir en toda la semana.

Adolescente: Pero voy a la casa de Tomás para estudiar matemática.

Padre: De ninguna manera. El se salió de la escuela. Es un flojo que no hace nada en todo el día. Te está tratando de meter en problemas.

Adolescente: ¡Eso no es cierto! Lo que pasa es que él no te cae bien.

Padre: ¿Y por qué me debería de caer bien? Solo basta con mirarlo, con esa cabeza rapada, ese arete en la nariz, y ese tatuaje en el brazo. ¡Es un vago!

Adolescente: ¡A ti no te caen bien ninguno de mis amigos! ¡A veces me pregunto si yo te caigo bien!

Padre: Ya basta de hablar necedades. ¡Vete a tu cuarto y haz tu tarea de la escuela!

Adolescente: ¡Tú no me puedes mandar! ¡Me voy!

Padre: Si sales por esa puerta, ¡ni te molestes en regresar!

Adolescente: ¡Ni modo, me quedaré en la casa de Tomás!

La manera **correcta** de hablar con su adolescente:

Adolescente: Nos vemos luego.

Padre: Mañana tienes que ir a la escuela. ¿Adónde vas?

Adolescente: Voy a la casa de Tomás a estudiar.

Padre: ¿Hay algo en lo que yo te pueda ayudar?

Adolescente: No, sólo necesito un descanso.

Padre: Tú has estado trabajando muy duro y me siento orgulloso de ti. Pero nosotros acordamos que no saldrías hasta que estuvieras al día con tu tarea.

Adolescente: Lo sé, pero necesito un descanso.

Padre: Si necesitas un descanso, ¿por qué no damos una vuelta a la manzana caminando?

Adolescente: No gracias, prefiero regresar a mi cuarto.

¿Cuándo debo obtener ayuda?

- Si su adolescente no quiere hablar con usted.
- Si usted y su adolescente no pueden hablar sin gritarse.
- Si usted está preocupado por su adolescente.

Cómo Conseguir Ayuda para su Adolescente

¿En qué consiste?

Algunos problemas son muy graves para que los padres los traten de solucionar solos. A veces es necesario conseguir ayuda de expertos en problemas de adolescentes.

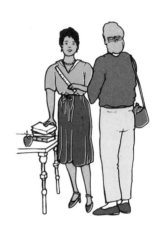

¿Sabía usted que?

- Los años de la adolescencia son difíciles para todos los miembros de la familia. Hay mucho sitios a donde los padres se pueden dirigir para conseguir ayuda.

- El hablar con otros padres de adolescentes ayuda. Los padres no se sienten tan solos cuando otros padres tienen los mismos problemas.

- Los hospitales, las iglesias o templos, las escuelas, y el YMCA a menudo tienen clases de cómo ser buenos padres.

  - Estos son buenos lugares para conocer a otros padres que tengan las mismas preocupaciones.

  - Las clases las dan expertos en asuntos de adolescentes.

  - Les dan ideas a los padres de lo que pueden hacer.

  - Les ayudan a los padres a encontrar otros lugares para conseguir ayuda.

Cómo Conseguir Ayuda para su Adolescente

¿Qué puedo hacer?

- Su adolescente está cambiando. A veces usted siente que no conoce a su propio hijo. Es difícil saber qué es y qué no es normal. Hable con alguien si usted está preocupado por su adolescente. No espere. Hágalo inmediatamente.

- Hable con el doctor de su adolescente si su adolescente lo preocupa. El doctor le puede decir cuál es la acción correcta a tomar.

- La escuela de su adolescente es un buen lugar para conseguir ayuda. Los maestros y consejeros saben mucho acerca de los adolescentes. Ellos saben si las cosas que su adolescente está haciendo son las correctas.

- Muchas escuelas tienen una lista de lugares para llamar si su adolescente tiene problemas con las drogas, el alcohol o con el fumar. Obtenga la lista. Llame y pida ayuda.

- Haga que su adolescente se una al grupo de jóvenes de una iglesia, templo u otro lugar confiable. Su adolescente estará ocupado, seguro y hará nuevas amistades.

- Pídale a su sacerdote, ministro o rabino que hable con su adolescente.

- Busque el Directorio de Recursos de Servicios Sociales en la escuela de su adolescente o en la biblioteca. Este directorio explica los problemas y le dice adónde ir para obtener ayuda.

- Fíjese en la portada de su guía telefónica si hay sitios en su área donde pueda llamar para obtener ayuda.

- Encuentre la YMCA o club de niños y niñas de su localidad. Estos son buenos lugares a los que su adolescente se puede unir para hacer actividades sociales.

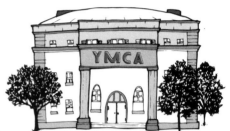

- Puede que usted y su adolescente tengan que hablar con un trabajador social. Hay varios tipos de trabajadores sociales. Algunos sólo trabajan con adolescentes. Ellos saben sobre los problemas por los que pasan los adolescentes, como el alcohol y las drogas. Ellos pueden ayudar a su adolescente. Ellos lo pueden dirigir al lugar correcto para obtener ayuda.

- Pídale a su médico, la escuela, o a su plan de salud el nombre de un trabajador social en su área.

- No tenga miedo de pedir ayuda. Usted no es un mal padre. Muchos adolescentes necesitan ayuda adicional. Usted está haciendo lo correcto al pedir ayuda. Puede que le salve la vida a su adolescente.

¿Cuándo debo obtener ayuda?

- Si siente que su adolescente es como un extraño. Si no puede hablar con su adolescente.

- Si su adolescente se ve enferma.

- Si su adolescente pasa mucho tiempo solo. Si él o ella no tiene ningún amigo o amiga.

- Si su adolescente es malo con los animales.
- Si su adolescente siempre está de mal humor.
- Si su adolescente anda en problemas con la ley.
- Si usted piensa que su adolescente usa drogas o hace otras cosas que no son seguras.
- Si su adolescente es reprobado en la escuela.
- Si su adolescente está perdiendo demasiado peso.
- Si su adolescente se queja de dolores.
- Si su adolescente se siente cansado todo el tiempo y no quiere hacer nada.
- Si usted está preocupado por su adolescente.

Lea este libro para ver una lista completa de cuando debe pedir ayuda.

Temas que Afectan a los Adolescentes

3

Apuntes

Las Amistades

¿Quiénes son?

Las amistades son adolescentes a quienes les gusta la compañía de otros adolescentes. Ellos pasan mucho tiempo juntos.

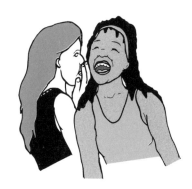

¿Sabía usted que?

- A las amistades de más o menos la misma edad se les llama compañeros.

- Los adolescentes necesitan tener amistades. Las amistades ayudan a los adolescentes a aprender y a crecer.

- Las amistades de un adolescente pueden ser más importantes que su misma familia. Puede que los adolescentes quieran pasar más tiempo con sus amistades que con su familia.

- Existen dos tipos de amistades: "buenas" y "malas". Las buenas amistades ayudan a los adolescentes a tener éxito. Ellas ayudan a los adolescentes a desarrollar una autoestima fuerte. Las malas amistades obligan a los adolescentes a hacer cosas malas.

Las Amistades

- Los adolescentes quieren quedar bien con sus amistades. Por eso es importante que los adolescentes escojan bien a sus amistades. Los adolescentes quieren:

  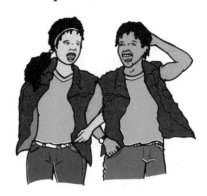

  - Vestirse igual que sus amigos.

  - Comer lo que comen sus amigos.

  - Actuar del modo que actúan sus amigos.

  - Hacer lo que hacen sus amigos.

- Las jovencitas generalmente tienen una mejor amiga. Ellas pasan horas hablando y comparten sus sentimientos.

- Los jovencitos generalmente paran con varios amigos. Ellos hacen cosas juntos.

- Los adolescentes por lo general hacen lo que les dicen sus amigos. A esto se le llama presión de grupo. Los adolescentes no quieren ser diferentes. Ellos no quieren perder a sus amigos.

- La presión de grupo puede hacer que los adolescentes hagan buenas cosas como:

  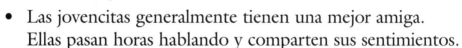

  - Estudiar y obtener buenas calificaciones.

  - Unirse a un club.

  - Hacer deporte.

  - Conseguir un trabajo de tiempo parcial.

- La presión de grupo puede ser mala. Puede hacer que los adolescentes hagan cosas incorrectas como:
  - Manejar tomado.
  - Dejar de ir a la escuela.
  - Tener relaciones sexuales antes de tiempo.
  - Mentir y robar.
  - Usar drogas.
- Los adolescentes que mantienen una relación cercana con su familia están menos propensos a la presión de grupo.

¿Qué puedo hacer?

- Hable con su adolescente todos los días. Forme parte de la vida de su adolescente. Muéstrele que le importa. Sepa lo que hace su adolescente.
- Ayude a su adolescente a que encuentre buenas amistades. Los grupos de las iglesias o de las escuelas son sitios donde se pueden encontrar buenos amigos. Algunos grupos buenos para los adolescentes son:
  - La YMCA
  - Los grupos de voluntarios de los hospitales
  - Los grupos de exploradores o "girl/boy scouts"
- Conozca las amistades de su adolescente. Invítelos a su casa.
- Conozca a los padres de las amigas de su adolescente.
- Sea amigable con los amigos que le caen bien. Invítelos a hacer actividades con su familia.

- Usted no puede escoger a los amigos de su adolescente. Sin embargo, usted puede colaborar señalando las cosas que usted nota.

- No juzgue a los amigos de su adolescente por las apariencias.

- Hable con su adolescente acerca de las amistades a una edad temprana. Enséñele a su adolescente que las buenas amistades son aquellas que:
  - La apoyan.
  - Les importa lo que le pasa.
  - Son divertidas.
  - La hacen sentir bien acerca de sí misma.

- Enséñele a su adolescente que las malas amistades son las que:
  - Tratan de controlarlo.
  - Lo hacen sentir menos.
  - Se enojan con uno en todo momento.
  - Lo presionan a hacer cosas.
  - Hieren sus sentimientos.
  - Lo hacen sentir que no es suficientemente bueno.

- Hable con su adolescente sobre la presión de grupo. Practique con su adolescente que decir cuando sus amigas traten de que ella haga algo incorrecto. A esto se le llama jugar papeles. Usted puede jugar el papel de la amiga y su adolescente puede ser ella misma.

- Duele perder un amigo. Consuele a su adolescente si él o ella pierde un amigo.

- Puede que su adolescente quiera estar con sus amistades todo el tiempo. Encuentre maneras de estar cerca de su adolescente (vea el tiempo para la familia en la página 21).

¿Cuándo debo obtener ayuda?

- Si su adolescente no tiene ningún amigo.
- Si su adolescente es muy tímida.
- Si piensa que su adolescente anda con malas amistades.
- Si su adolescente no le permite que conozca a sus amistades.

La Escuela

¿De qué se trata?

La escuela prepara a los adolescentes para la vida. Les da los recursos que necesitan para encararla.

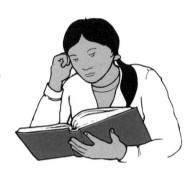

¿Sabía usted que?

- Los adolescentes rinden mejor en la escuela si los padres colaboran.

- A algunos adolescentes les va mal en la escuela. Existen razones por lo cual esto pasa.

  - Algunos adolescentes no saben cómo estudiar. No saben cómo tomar notas en la clase. No saben cómo usar la biblioteca.

  - Algunos adolescentes tienen problemas para aprender. A esto se le conoce como una discapacidad en el aprendizaje.

  - Algunos adolescentes son perezosos. No les gusta hacer la tarea. Ni siquiera tratan de hacerla.

- Las discapacidades en el aprendizaje generalmente vienen de la familia. Los siguientes son síntomas de una discapacidad en el aprendizaje:

  - Mezclar las letras con los números. Puede que el adolescente escriba 89 en vez de 98 o "roba" en vez de "ropa".

- Problemas para leer en voz alta.

- Problemas para escribir reportes.

- Escritura difícil de leer.

- Problemas para recordar hechos.

- Las tareas pueden ser difíciles para los adolescentes. Algunos adolescentes se quedan despiertos hasta tarde haciendo su tarea. Ellos sienten mucha tensión emocional.

- Algunos padres le ponen demasiada presión a su adolescente para que salgan bien en la escuela. Esto puede causar tensión emocional, depresión, u otros problemas.

¿Qué puedo hacer?

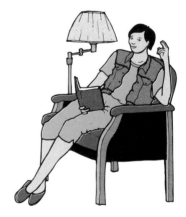

- Muéstrele a su adolescente que a usted le interesa que ella aprenda. Vaya a la biblioteca. Tome clases.

- La lectura se vuelve más fácil cuanto más lo haga. La buena habilidad para leer hace que el buen rendimiento en la escuela se vuelva más fácil. Lea libros enfrente de su adolescente. Enséñele a su adolescente a leer como diversión.

- Pregúntele a su adolescente sobre su día en la escuela todos los días. Hable con su adolescente sobre lo que aprende en la escuela. Esto demuestra su interés.

- Muéstrele a su adolescente que la escuela es importante. Participe en la escuela de su adolescente. Vaya a todas las juntas de la escuela. Conozca a los maestros de su adolescente. Hágalo aunque a su adolescente le vaya bien en la escuela.

- Conozca las reglas de la escuela de su adolescente. Hable con su adolescente acerca de las reglas. Por ejemplo, ¿Qué pasa si lo encuentran fumando? ¿Qué pasa si usa drogas? ¿Qué pasa si un adolescente trae un cuchillo a la escuela?

- Sepa cómo le va a su adolescente en la escuela. Revise la tarea de su adolescente. Haga preguntas. Felicite a su adolescente.

- Si a su adolescente no le va bien en la escuela, averigüe por qué no. Hable con los maestros de su adolescente.

- Hay muchas razones que pueden causar que a su adolescente no le vaya bien:

  - Puede que su adolescente necesite ayuda en planear su tiempo.

  - Puede que su adolescente esté muy ocupado.

  - Puede que su adolescente tenga una discapacidad de aprendizaje.

  - Puede que su adolescente necesite más ayuda con su tarea.

- Fíjese si su adolescente estudia todo el día. Ayude a su adolescente a balancear el trabajo de la escuela con el tiempo para divertirse.

- No obligue a su adolescente a estudiar cosas que a usted le gusten. Apoye los propios intereses de su adolescente. Ayude a su adolescente a determinar para qué es bueno.

- No compare a su adolescente con amigos o familiares a los que les va mejor. Esto daña la autoestima de su adolescente. Puede que ella se sienta humillada y deje de tratar de superarse en la escuela.

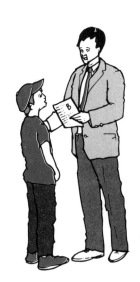

- No le ponga mucha presión a su adolescente. No todos los adolescentes pueden sacar As todo el tiempo. Si su adolescente está esforzándose y se saca Bs o Cs, esto es bueno.

- Felicite a su adolescente por su esfuerzo y empeño. Diga cosas como: "me doy cuenta que pusiste mucho empeño en este reporte. Estoy orgulloso de ti." Esto ayuda a desarrollar la autoestima de su adolescente.

- No se enoje si su adolescente reprueba un examen o una clase. Mantenga la calma. Trate de averiguar por qué es que su adolescente reprobó. Nunca le diga cosas como: "eres una estúpida" o "eres una perezosa." Esto dañará los sentimientos y la autoestima de su adolescente.

- Existen maestros especiales que pueden ayudar a su adolescente. A estos maestros se les conoce como tutores. Obtenga un tutor si su adolescente está sacando malas calificaciones.

- No haga la tarea de su adolescente. Su adolescente debe hacer su propia tarea. Existen maneras en las que usted le puede ayudar:

  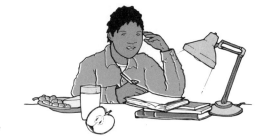

  - Asegúrese que su adolescente tenga un lugar tranquilo y bien iluminado para hacer la tarea.

  - Hable con su adolescente acerca de sus proyectos de la escuela. Ayude a su adolescente a que desarrolle buenas ideas.

  - Imponga límites de tiempo para ver la televisión o para los juegos de video.

  - Siéntese cerca y lea un libro.

  - Tráigale un bocadillo a su adolescente.

  - Asegúrese que su adolescente descansa lo suficiente.

- Esté alerta de señales de que su adolescente tiene problemas en la escuela. Algunas señales son:

  - Si su adolescente no quiere ir a la escuela.

  - Si su adolescente siempre está enfermo y pierde días de clase.

  - Si su adolescente dice que él no le cae bien al maestro.

  - Si su adolescente fue sorprendido haciendo trampa.

- Conozca a los maestros de su adolescente y al consejero de la escuela. Hable con ellos sobre cómo le va a su adolescente.

¿Cuándo debo obtener ayuda?

- Si su adolescente es reprobado en una clase.
- Si han bajado las calificaciones de su adolescente.
- Si su adolescente se mete en problemas en la escuela.
- Si está preocupado por su adolescente.
- Si usted y su adolescente siempre discuten por la tarea.
- Si su adolescente quiere dejar la escuela.
- Si su adolescente ha dejado de asistir a la escuela.
- Si su adolescente tiene síntomas de una discapacidad en el aprendizaje (vea la página 49).

El Ejercicio

¿Qué es?

Es el movimiento del cuerpo que hace que los latidos del corazón y la respiración sean más rápidos.

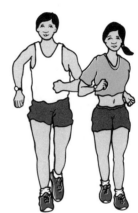

¿Sabía usted que?

- El ejercicio regular desarrolla cuerpos más fuertes. El ejercicio también es bueno por otras razones:

  - Ayuda con la tensión emocional.

  - Puede ser divertido.

  - Controla el apetito y el peso.

  - Puede hacer que usted se sienta mejor.

  - Lo ayuda a pensar más claramente.

- Muchos adolescentes no hacen suficiente ejercicio. Miran mucha televisión. Algunos adolescentes miran de 20 a 25 horas de televisión por semana. Los adolescentes también pasan mucho tiempo en el teléfono.

- Hay muchas formas en que un adolescente puede hacer ejercicio. Por ejemplo:

  - Montar en bicicleta.

  - Bailar.

- Trotar.
- Pasear al perro.
- Nadar.
- Hacer deporte.

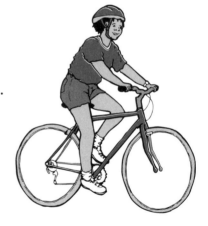

- Algunos adolescentes hacen demasiado ejercicio y se ponen muy flacos. Esto es síntoma de otros problemas (vea la página 65).

- Las jovencitas pueden dejar de reglar por hacer demasiado ejercicio.

- Los adolescentes pueden hacerse daño haciendo ejercicio de la manera incorrecta.

¿Qué puedo hacer?

- Ayude a su adolescente a mantenerse activo. Mídale el tiempo en que mira televisión y sólo está sentada.

- Ayude a su adolescente a imponerse metas para el ejercicio. Felicite a su adolescente por mantenerse activa.

- Dígale a su adolescente que se ve muy bien gracias al ejercicio.

- Haga ejercicio con su adolescente. Caminen o corran juntos. Este es un muy buen momento para hablar con su adolescente.

• Ayude a su adolescente a protegerse mientras que hace ejercicio. Asegúrese de que su adolescente se ponga el calzado adecuado. Los adolescentes deben usar un casco para patinar, montar en bicicleta u otras actividades.

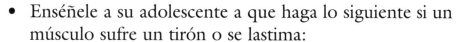

• Esté atento a síntomas de que su adolescente está haciendo demasiado ejercicio. Algunos síntomas son la pérdida de peso y los músculos adoloridos.

• Enséñele a su adolescente a que haga lo siguiente si un músculo sufre un tirón o se lastima:

  ▪ Descansar el área que está lastimada.

  ▪ Poner hielo en el área afectada por 30 minutos cada 4 horas por 24 horas.

  ▪ Poner una compresa o envolver el área afectada.

  ▪ Levantar el área lastimada más arriba del corazón.

• Los adolescentes aprenden del ejemplo que uno les da. Haga que toda la familia haga ejercicio. Dé paseos a pie ligeros por las tardes. Monte en bicicleta los fines de semana. El ejercicio es una buena manera de que la familia pase tiempo junta.

¿Cuándo debo obtener ayuda?

- Si su adolescente no quiere mantenerse activo y empieza a subir de peso.

- Si su adolescente hace demasiado ejercicio y está perdiendo demasiado peso.

- Si su adolescente tiene un dolor o hinchazón que no se mejora con el cuidado casero.

El Deporte

¿Qué es?

Es un juego con reglas donde hay actividad física.

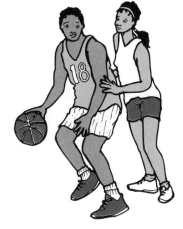

¿Sabía usted que?

- El deporte es bueno para los adolescentes por muchas razones.

  - Es una buena manera de hacer ejercicio.

  - Mantiene a los adolescentes ocupados y fuera de problemas.

  - Les enseña a los adolescentes cómo trabajar como miembro de un equipo.

  - Es una manera de conocer amigos.

  - El deporte desarrolla habilidades y la autoestima.

  - Les enseña a los adolescentes cómo ser buenos ganadores y perdedores.

- Las jovencitas que practican deportes tienen mejor autoestima y menos depresión.

- Algunos adolescentes se lastiman haciendo deporte. Se pueden romper los huesos, perder dientes o lastimarse los músculos. Algunas lesiones (lastimaduras) pueden durar para toda la vida.

- Algunos entrenadores y algunos padres hacen que los adolescentes trabajen muy duro. Ellos les ponen demasiada presión a los adolescentes para que ganen. Esto puede ser malo para los adolescentes.

- El deporte debe ser divertido para los adolescentes. Debe ser algo que ellos desean hacer.

- Algunos adolescentes usan drogas para jugar mejor un deporte. Estas drogas se llaman esteroides. Los hace más fuertes y más grandes. Estas drogas son malas por muchas razones:

  - El tomar esteroides es malo para el corazón y para el hígado.

  - Los esteroides pueden hacer que los jovencitos se vuelvan estériles (incapaces de tener hijos).

  - Hacen que a las jovencitas les crezcan vellos en el cuerpo y hace que sus pechos sean más pequeños. Estos cambios no desaparecen cuando la adolescente deja de tomar los esteroides.

- Los adolescentes necesitan tener algún tiempo libre. Algunos adolescentes practican demasiados deportes. Están demasiado ocupados. No tienen tiempo para dormir ni para estudiar. Siempre están apurados y con tensión emocional.

¿Qué puedo hacer?

- Deje que su adolescente escoja un deporte. No le ponga presión para que siga sus sueños.

El Deporte

- Apoye a su adolescente. Vaya a los juegos. Dígale a su adolescente que usted piensa que el deporte es bueno. Dígale a su adolescente que se siente orgullosa de él.

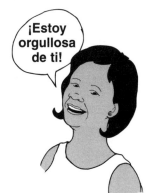

¡Estoy orgullosa de ti!

- No enfatice mucho el ganar. Enfatice el jugar limpiamente y la diversión.

- Enséñele a su adolescente a ser un buen ganador y un buen perdedor. Cuide su comportamiento cuando asista a los partidos de su adolescente.

  - No pierda el control.

  - No diga malas palabras.

  - No se enoje.

  - No discuta con el árbitro o con el entrenador.

- Felicite a su adolescente después de un partido, aunque el equipo haya perdido. Hable del esfuerzo que demostraron todos los jugadores. Hable de las buenas jugadas que hicieron. Su adolescente aprenderá que lo importante es cómo una persona juega los partidos.

- Después de un juego no le diga a su adolescente las cosas que hizo mal. Esto hará que su adolescente se sienta mal. Dígale a su adolescente que tan orgulloso se siente.

- Proteja a su adolescente. Asegúrese que su adolescente usa el calzado correcto, protectores, y otras prendas protectoras. Asegúrese que estén en buenas condiciones.

- Enséñele a su adolescente a escuchar lo que su cuerpo le dice. El dolor significa que algo está mal. Su adolescente debe parar si un hueso se sale de su lugar, le duele algo, o no se siente bien.

- Enséñele a su adolescente a que haga lo siguiente si se lastima o sufre el tirón de un músculo:

  - Descansar el área que está lastimada.

  - Ponerse hielo en el área afectada por 30 minutos cada 4 horas por 24 horas.

  - Ponerse una compresa o envolver el área afectada.

  - Levantar el área lastimada más arriba del corazón.

- Esté alerta a señales de que su adolescente está bajo demasiada presión. Algunas cosas son:

  - Si su adolescente practica el deporte cuando está lastimada o adolorida.

  - Si su adolescente está en una dieta especial que a usted no le parece correcta.

  - Si las calificaciones de su adolescente bajan.

El Deporte

- Si el deporte consume todo el tiempo de su adolescente. No hay mucho tiempo para estudiar o para salir.
  - Si su adolescente está bajando o subiendo demasiado de peso.

- No permita que su adolescente practique el deporte cuando él esté enfermo. Un adolescente enfermo puede salir lastimado.

- Dígale a su adolescente que nunca use drogas para ponerse más grande o más fuerte. Estas drogas dañan su cuerpo de por vida. Esté alerta a síntomas de que su adolescente pueda estar usando drogas para hacerse más fuerte.

- Los adolescentes que practican deporte deben comer los alimentos correctos. Mantenga bastante comida saludable en la casa. Ayude a su adolescente a prepararse la comida para la escuela.

¿Cuándo debo obtener ayuda?

- Si su adolescente tiene un dolor fuerte.
- Si su adolescente tiene un dolor o hinchazón que no se alivia en unos cuantos días.
- Si su adolescente no está comiendo correctamente.
- Si su adolescente está subiendo o perdiendo mucho peso.
- Si su adolescente está siendo reprobado en la escuela.
- Si su adolescente solo quiere practicar el deporte.

Problemas de Alimentación

¿Cuáles son?

Son maneras no saludables de comer que el adolescente no puede controlar. Hay tres problemas de alimentación de los que sufren los adolescentes. A los siguientes problemas se les conoce como trastornos del comer:

- El comer muy poco y ponerse muy flaca. A esto se le llama anorexia.

- El comer grandes cantidades de comida. La adolescente se deshace de la comida vomitando o tomando laxantes (sin receta médica). A esto se le llama bulimia.

- El comer demasiada comida y subir mucho de peso. A esto se le llama sobrealimentación compulsiva.

¿Sabía usted que?

- Muchos adolescentes con problemas son jovencitas.

- La mayoría de los adolescentes con problemas de alimentación necesitan ayuda de un profesional. Una adolescente en esta situación puede morir si no recibe ayuda.

- Las adolescentes con problemas de alimentación tienen pocas amigas. Ellas pasan mucho tiempo solas. Se preocupan de la comida y de cómo se ven.

- Muchas adolescentes quieren lucir como las estrellas de cine que ellas admiran. Esto puede causar problemas de alimentación.

Las adolescentes que comen muy poco (anorexia):

- La anorexia es una enfermedad muy grave. Comienza como una dieta para perder unas cuantas libras. Una vez que pierde el peso, la adolescente no puede dejar de hacer dieta.

- Generalmente, la anorexia comienza cuando la adolescente esta muy jovencita. La anorexia puede durar por muchos años.

- Las adolescentes con este problema comen muy poco. Ellas pasan hambre para estar flacas. Generalmente, hacen mucho ejercicio para estar todavía más delgadas.

- Una jovencita con este problema se ve muy enferma. Los siguientes son algunos de los síntomas:

  - La adolescente esta muy flaca, sólo huesos y pellejo.
  - La adolescente tiene la piel reseca y el cabello delgado.
  - La adolescente deja de reglar cada mes.
  - La adolescente siente frío todo el tiempo.
  - Le crecen vellos muy finos en los brazos, espalda y cara.
  - La adolescente se pone débil y deprimida.

- Aunque la adolescente está muy flaca, ella piensa que está gorda. Tiene miedo a subir de peso.

- Una adolescente con anorexia pierde las curvas de su cuerpo. Se vuelve a ver como una niña.

- Su autoestima está ligada a qué tan delgada es. Lo único que le interesa es verse delgada.

- Una adolescente con anorexia niega que tiene un problema. Ella está muy enferma, y puede morir si no recibe ayuda.

La adolescente come grandes cantidades de comida y vomita o toma laxantes después de comer (bulimia):

- La bulimia generalmente empieza en los últimos años de la adolescencia.

- Las adolescentes con este problema comen una gran cantidad de comida en poco tiempo. A esto se le llama comer en exceso. Ellas comen en exceso solas o acompañadas de sus amigas.

- Generalmente, el comer en exceso pasa cuando la adolescente siente tensión emocional. Las adolescentes también comen en exceso cuando se sienten solas o enojadas.

- Ellas comen comida "chatarra," con muchas calorías, como el helado y las galletas.

- Ellas se sienten culpables después de comer en exceso. Se causan el vómito inmediatamente después de comer. Hacen cosas para no engordar. Muchas adolescentes también toman laxantes para sacar la comida de sus cuerpos.

- Puede ser difícil saber si una adolescente tiene bulimia. El peso de la adolescente a menudo se mantiene igual. Los siguientes son síntomas a los que usted deber estar atenta:
  - Ir al baño inmediatamente después de las comidas.
  - Grandes cantidades de comida que desaparecen de la casa.
  - Caries por vomitar seguido.
  - Cara hinchada cerca de las orejas.
  - Cortaduras o piel seca en las manos y en los dedos.
  - Cambios inesperados en el estado de ánimo.
  - Dolores musculares.
  - Ardor en el pecho.
  - Cansancio.
- Las adolescentes con bulimia saben que tienen un problema. Ellas tratan de mantenerlo en secreto.
- La bulimia es un problema serio. Una adolescente puede morir si no recibe ayuda.

El adolescente come demasiada comida y engorda (sobrealimentación compulsiva):

- Los adolescentes con este problema de alimentación no pueden medir cuanto comen.
- Ellos usan la comida para sentirse mejor.
- La sobrealimentación compulsiva generalmente empieza en la niñez.

- Los problemas con el sobrepeso usualmente son hereditarios. Los padres que están en sobrepeso tienden a tener niños gordos.

- A veces, la sobrealimentación en un adolescente puede empezar a raíz de una crisis como un accidente. El adolescente come demasiado y engorda. La sobrealimentación no para después que la crisis termina.

¿Qué puedo hacer?

- Coma alimentos saludables y haga ejercicio. Enséñele a su adolescente a que haga lo mismo.

- Sirva comidas saludables en las cantidades correctas. Los adolescentes deben comer tres comidas y dos botanas al día.

- Los adolescentes deben comer alimentos de los seis grupos todos los días.

  - Pan, cereal, arroz y pastas

  - Verduras

  - Frutas

  - Carne, pollo, pescado, huevos y nueces

  - Leche, yogur y queso

  - Grasas, aceites y dulces

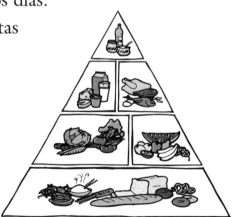

- Dele a su adolescente comidas ricas en hierro. Los adolescentes deben comer alimentos ricos en hierro porque están creciendo. Las jovencitas necesitan más hierro debido a su regla mensual. Algunas comidas ricas en hierro son:

- Las carnes
- Las uvas pasas
- La espinaca
- Los frijoles
- Los cereales y los panes enriquecidos con hierro

- Traten de comer juntos en familia.

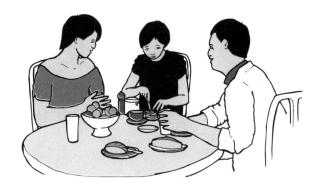

- Enséñele a su adolescente hábitos alimenticios saludables.

- **No** haga lo siguiente:

  - No obligue a su adolescente a comerse toda la comida del plato.
    Su adolescente debe parar de comer cuando se sienta lleno.

  - No use la comida como recompensa. Por ejemplo, no le dé más pastel por haber salido bien en una prueba.

  - No use la comida para hacer sentir mejor a su adolescente. Cuando su adolescente esté triste, hable con ella. El comer no la hará sentirse mejor.

  - No use la comida para castigar a su adolescente.

- Este alerta a síntomas de que su adolescente pueda tener un problema de alimentación.

- No hable de hacer dieta delante de su adolescente.
- Fíjese si su adolescente va al baño inmediatamente después de comer.
- Lleve a su adolescente al médico si está preocupada. No le crea a su adolescente si le dice que está bien.

¿Cuándo debo obtener ayuda?

- Si su adolescente ha subido o ha bajado mucho de peso.
- Si su adolescente se niega a comer muchas comidas.
- Si su adolescente siempre está haciendo dieta y tiene miedo a subir de peso.
- Si su adolescente hace demasiado ejercicio.
- Si su adolescente se ve enfermo.
- Si su adolescente tiene algunos de los síntomas de un trastorno del comer.
- Si su adolescente está delgada pero dice "estoy gorda."
- Si su adolescente toma laxantes para ir al baño.

El Enojo

¿Qué es?

El enojo es un sentimiento fuerte que prepara a una persona para pelear.

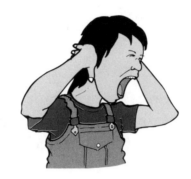

¿Sabía usted que?

- El enojo es un sentimiento normal. Pero no es normal estar enojada todo el tiempo.

- Muchos adolescentes se enojan muy seguido. Algunos adolescentes tienen problemas para controlar su enojo. El enojo que no se controla puede llegar a hacer daño.

- Los adolescentes se enojan con sus padres por muchas razones.

- No es fácil mantenerse calmada cuando uno está enojada.

- Los adolescentes aprenden por el ejemplo que se les da. Ellos controlan su enojo de la misma manera que los adultos. Los padres deben aprender a controlar su enojo.

- El gritar no ayuda. Las cosas que se dicen cuando uno está enojado pueden hacerle daño a una persona.

- El enojo puede cubrir la depresión.

¿Qué puedo hacer?

- Esté alerta a síntomas de que su adolescente está enojado. Hable con su adolescente para saber la razón por la cual está enojado. Ayude a su adolescente a encontrar la razón verdadera del enojo. Puede que su adolescente se sienta mejor al saber que está mal.

- Su adolescente se enojará con usted a menudo. No se deje convencer solo porque su adolescente está enojada. Si usted lo hace, usted le enseñará a su adolescente que con el enojo consigue lo que ella quiere. Está bien ceder si uno no tiene la razón.

- Enséñele a su adolescente a reconocer los síntomas de que él se está enojando. El conocer los síntomas puede ayudar a controlar el enojo. Algunas cosas que uno debe notar son:

  - Latido del corazón y respiración rápidos.

  - Sentirse de mal humor.

  - Mejilla coloradas.

  - Cosquilleos en el estómago.

  - Músculos tensos en la garganta y en el pecho.

  - Ganas de hacerle daño a alguien.

- Enséñele a su adolescente maneras de controlar el enojo. La mejor manera es encontrar el problema que está causando el enojo, y resolverlo.

- Algunas veces su adolescente no sabe por qué está enojada. Puede que su adolescente sepa cuál es el problema, pero no lo puede resolver. Enséñele a su adolescente maneras saludables de controlar su enojo como:

- Hablar de los sentimientos con un amigo.

- Salir a caminar o a trotar.

- Hacer ejercicio en el gimnasio.

- Pintar o dibujar.

- Escribir sobre los sentimientos.

- Golpear una bolsa o una almohada.

- Contar al revés o respirar profundamente.

- Enséñele a su adolescente con ejemplos cómo controlar su enojo y cómo perdonar.

¿Cuándo debo obtener ayuda?

- Si su adolescente siempre se ve enojado.

- Si su adolescente se pone violento cuando está enojado.

- Si su adolescente no puede controlar su enojo.

- Si usted tiene miedo que su adolescente pueda hacerse daño a sí mismo o a alguien más.

- Si usted no puede controlar su enojo.

- Si usted siempre está enojado con su adolescente.

La Violencia

¿Qué es?

La violencia es hacerle daño a la gente o a las cosas.

¿Sabía usted que?

- Los adolescentes ven violencia en todo su alrededor. La violencia está en las películas, en la televisión y en las noticias. Muchos juegos de video son violentos.

- La violencia en la escuela generalmente empieza cuando los niños más grandulones se burlan de otros. Esto es un problema serio.

- La mayoría de estos niños grandulones no son felices. Sacan bajas calificaciones. Tienen problemas en el hogar y baja autoestima.

- Las víctimas de estos grandulones son pequeños, callados y débiles. Tienen baja autoestima, y pocos amigos. Casi siempre están deprimidos. Por su manera de ser, los grandulones se aprovechan de ellos.

- Algunos adolescentes pueden ponerse violentos y querer usar una pistola si pueden conseguir una.

- Los padres son responsables si un adolescente usa su pistola. Esto es cierto aunque la pistola este guardada bajo llave.

La Violencia

¿Qué puedo hacer?

- Enséñele a su adolescente que la violencia no es lo correcto. No es la manera de resolver los problemas. Hable sobre maneras no violentas de resolver los problemas.

- No sea violento en el hogar. No desquite su enojo con la gente, las mascotas o las cosas. Enséñele a su adolescente maneras saludables de controlar su enojo (vea la página 72).

- Hable sobre lo que le pasa a la gente que es violenta. En la vida real, las personas "malas" no se salen con la suya si usan la violencia. Hable sobre la gente violenta que sale en las noticias y que fue atrapada.

- Escuche la letra de la música que escucha su adolescente. Hable sobre las malas palabras o palabras violentas y por qué son incorrectas.

- Ayude a su adolescente a que se proteja. Hable sobre los lugares, personas y cosas que debe evitar. Las siguientes son cosas para decirle a su adolescente:

  - Evita los estacionamientos oscuros.

  - No uses los baños públicos si estás sola.

  - Planea ir a lugares seguros.

  - Siempre conoce donde quedan las estaciones de policía.

- Dígale a su adolescente que el ser un grandulón abusivo es algo incorrecto. Hable con su adolescente sobre lo que debe hacer si ella ve a un grandulón aprovechándose de otros:

- ■ Nunca participes. Esto no esta bien.

- ■ Pide ayuda si parece que alguien va a salir lastimado.

- Puede que su adolescente no le diga si se están aprovechando de él. Este alerta a los siguientes síntomas:

  - ■ Si su adolescente tiene miedo de salir a la calle.

  - ■ Si su adolescente no quiere ir a la escuela.

  - ■ Si su adolescente tiene señales de que se ha lastimado o si trae la ropa desgarrada.

  - ■ Si sus calificaciones bajan.

- Si algún grandulón abusa de su adolescente en la escuela, obtenga ayuda inmediatamente.

  - ■ Reúnase con el director de la escuela.

  - ■ Desarrolle un plan para parar los abusos.

  - ■ Dígale a su adolescente lo que tiene que hacer. Dígale que se retire y que le pida ayuda a un adulto.

- Esté alerta a síntomas de que su adolescente corre el riesgo de volverse violento:

  - ■ Si el adolescente abusa de otros.

  - ■ Si se aprovechan de su adolescente.

  - ■ Si su adolescente tiene pocas amigas.

  - ■ Si su adolescente hace amenazas violentas cuando esta enojado.

  - ■ Si la adolescente es cruel con los animales.

- Si el adolescente mira películas violentas.

- Si la adolescente juega con juegos de video violentos.

- Si el adolescente escribe sobre su enojo y la violencia.

- Si la adolescente siempre esta triste o si tiene altibajos en su estado de ánimo.

- Las pistolas en el hogar representan un gran riesgo.
  Lo mejor que uno puede hacer, es deshacerse de ellas.
  Si no quiere deshacerse de su pistola, haga lo siguiente:

  - Dígale a su adolescente que no se le permite tocar la pistola.

  - Mantenga la pistola bajo llave en todo momento.

  - Guarde las balas en un lugar aparte de la pistola.

  - Hable con su adolescente sobre el peligro de las pistolas.

¿Cuándo debo obtener ayuda?

- Si su adolescente no puede controlar su temperamento.

- Si su adolescente es violento.

- Si tiene miedo de que su adolescente pueda hacerle daño a alguien.

- Si su adolescente ha sido víctima de la violencia.

- Si su adolescente es un grandulón abusivo.

- Si se están aprovechando de su adolescente.

- Si tiene miedo de que su adolescente pueda hacerse daño a sí mismo.

La Depresión

¿Qué es?

Es el sentirse triste, decaído o melancólico por más de
unas cuantas horas o un día. El sentimiento es tan fuerte
que éste cambia como un adolescente luce o actúa.

¿Sabía usted que?

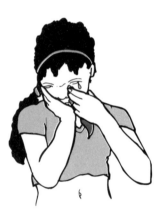

- La mayoría de los adolescentes
  se sienten tristes o decaídos de
  vez en cuando. Este sentimiento
  generalmente pasa en unas
  cuantas horas o en un día.

- Uno de cada cinco adolescentes
  sufre de depresión.

- El número de jovencitas que se deprimen de vez en
  cuando es el doble del número de los jovencitos que
  se deprimen de vez en cuando. Las jovencitas se
  deprimen por su cuerpo y por como se ven.

- Las adolescentes generalmente dicen: "estoy deprimida"
  o "estoy triste." Esto pasa por muchas razones. Si el
  estado de ánimo o sentimiento pasa en unas cuantas
  horas o en un día, esto es normal.

- A veces los sentimientos de tristeza no pasan. Se vuelven
  más profundos y duran por días y semanas. Puede que el
  adolescente sienta que las cosas no van a mejorar. A esto

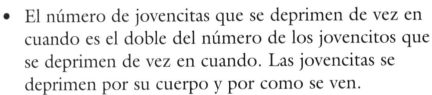

se le llama no tener esperanza. Los adolescentes que tienen una depresión de verdad empiezan a verse y a actuar diferente.

- Los síntomas de la depresión son:
  - Menos interés en la escuela o en los amigos.
  - Baja en las calificaciones de la escuela.
  - Menos interés en las cosas que antes le gustaban a su adolescente.
  - El adolescente esta enojado o de mal genio.
  - Cambios en el apetito (comer demasiado o muy poco).
  - Cambios en el dormir (dormir demasiado o muy poco).
  - Poca energía y cansancio constante.
  - El adolescente no se asea o se viste como antes.
  - Pasa mucho tiempo sola.
  - Se queja de dolores u otros problemas de salud.
- Los adolescentes deprimidos necesitan ayuda profesional. Algunos adolescentes tienen que tomar medicamentos o ir al hospital.
- Si un adolescente no obtiene ayuda, puede que él trate de hacerse daño a sí mismo.

¿Qué puedo hacer?

- Hable con su adolescente cuando ella se sienta triste o indispuesta. El hablar sobre los sentimientos puede ayudarle a su adolescente a sentirse mejor. Tome asiento y demuéstrele que a usted le importa lo que a ella le pasa.

- Ayude a su adolescente a que comparta sus sentimientos diciéndole cosas como:
  - Me doy cuenta que estás dolida.
  - Dime come te sientes.
  - Cuéntame más.

- Demuéstrele a su adolescente que sus sentimientos son importantes. Acuérdese de cuando usted era un adolescente y cómo se sentía en ese entonces.

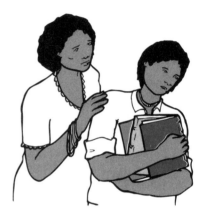

- Dígale a su adolescente que usted la quiere y que esta disponible para ayudarla.

- Dígale a su adolescente que usted quiere entender cómo es que él se siente.

- No se burle de lo que le dice su adolescente. Puede que le parezca una pequeñez, pero esto representa un gran problema para su adolescente.

- No se enoje por lo que su adolescente le cuenta. Solamente escuche y controle sus sentimientos.

- Dígale a su adolescente que es aceptable sentirse triste de vez en cuando. Estos sentimientos de tristeza pasarán. Hable sobre cosas que su adolescente puede hacer para sentirse mejor. Por ejemplo, el ejercicio puede ayudarle.

- Ayúdele a su adolescente a saber qué hacer cuando las cosas le salen mal. Ayúdele a su adolescente a saber cómo resolver sus problemas.

- Esté alerta a síntomas de depresión (vea la lista en la página 79).

¿Cuándo debo obtener ayuda?

- Si su adolescente está triste o deprimido a menudo.

- Si usted no está seguro de que los altibajos en el estado de ánimo de su adolescente son normales.

- Si el apetito, sueño o nivel de energía han cambiado.

- Si su adolescente regala sus cosas.

- Si su adolescente ha perdido interés en hacer cosas.

- Si pasa demasiado tiempo solo, llora demasiado, o está enojado o malgeniado.

- Si su adolescente tiene problemas para estudiar, o si ella ha sido reprobada en la escuela.

- Si su adolescente ha empezado a meterse en problemas, usa drogas o alcohol, o hace otras cosas malas.

- Si usted está preocupada por su adolescente.

El Suicidio

¿Qué es?

El suicidio es matarse uno mismo.

¿Sabía usted que?

- Cada año, 8 de cada 100 adolescentes **intentan** matarse.
- El suicidio es la tercera causa principal de muerte entre los adolescentes.
- Las jovencitas intentan suicidarse más a menudo. Los jovencitos logran suicidarse más a menudo.
- Algunos adolescentes tratan de suicidarse más de una vez.
- Esté alerta a cambios repentinos en el estado de ánimo de un adolescente. Esto puede significar que el adolescente ha decidido acabar con su vida.
- Algunas cosas pueden poner a un adolescente con problemas en mayor riesgo de suicidarse como:
  - El divorcio.
  - La muerte de un familiar o amigo cercano.
  - La muerte de una mascota.
  - El ser reprobada en la escuela.
  - Un rompimiento con el novio o la novia.
  - El usar drogas o alcohol.
  - El salir embarazada.

- Existen lugares donde uno puede llamar para conseguir ayuda inmediatamente. A estos se les conoce como líneas de emergencia sobre el suicidio. Usted puede encontrar el teléfono en la guía telefónica o llamando al 411.

- A algunos adolescentes hay que internarlos en un hospital por su seguridad.

¿Qué puedo hacer?

- Esté alerta a síntomas de que su adolescente corra el riesgo de suicidarse. Algunos síntomas son:
  - Tristeza que no termina.
  - Enojo sin una razón clara.
  - El adolescente se siente perdido o solo.
  - Pérdida de interés en los amigos, las actividades, y en la escuela.
  - La adolescente empieza a regalar sus cosas.
  - El adolescente piensa que no tiene opciones.
  - La adolescente usa drogas o alcohol para sentirse mejor.
  - El adolescente dice cosas como "debería matarme", o "ya no me importa nada".
  - La adolescente escucha música sobre la muerte o el suicidio.

- Dígale todos los días a su adolescente que él es especial. Dígale a su adolescente que usted la quiere mucho.

- Dígale a su adolescente que vaya con usted si necesita ayuda sin importar que fue lo que hizo. Todos cometemos errores. Usted esta disponible para ayudarla.

- Cuando su hijo va donde usted para pedirle ayuda, no empiece a gritarle. Enséñele a su adolescente como reparar sus errores.

- Enséñele a su adolescente que vale la pena vivir la vida.
  - Ayude su adolescente a ver la belleza en el mundo.
  - Ayude su adolescente a ver un buen futuro.
  - Ayude su adolescente a encontrar algo que le interese.
  - Ayude su adolescente a encontrar maneras de ser feliz.

- **Si su adolescente habla sobre el suicidio, ¡Obtenga ayuda inmediatamente! Crea lo que le dice su adolescente. No piense que un suicidio no puede pasar en su familia.**

- No presione mucho a su adolescente. No haga que su adolescente sienta que ella nunca la puede complacer.

- Dedique tiempo a escuchar y a platicar con su adolescente. Ayude a que su adolescente encuentre una esperanza. Dígale a su adolescente que hay cosas que se pueden hacer.

- Lea el diario de su adolescente si lo deja por allí. Puede que esta sea la manera en que su adolescente este pidiendo ayuda. **Sólo** haga esto si usted está preocupado por la seguridad de su adolescente.

- Si usted piensa que su adolescente corre riesgo de suicidarse, llame a su médico inmediatamente. Puede que su adolescente necesite medicamentos, y quizás necesite ser internada en un hospital.

- Pase más tiempo con su adolescente. Este presente cuando su adolescente llega de la escuela. Retire las armas, los cuchillos de cocina y todas las medicinas (incluso las que se compran sin receta médica) de su casa.

- Nunca pierda la esperanza con su adolescente.

¿Cuándo debo obtener ayuda?

- Si su adolescente habla de la muerte o del suicidio o dice cosas como: "Desearía estar muerto".

- Si su adolescente escribe acerca de la muerte.

- Si su adolescente regala sus cosas.

- Si su adolescente se ve deprimido y no quiere hacer nada más.

- Si usted está preocupado por su adolescente.

- Si usted piensa que su adolescente corre el riesgo de suicidarse.

- Si su adolescente trata de hacerse daño a sí mismo, consiga ayuda inmediatamente.

El Andar de Novios y las Relaciones Sexuales

4

Apuntes

_____

_____

_____

_____

_____

_____

_____

_____

_____

_____

_____

_____

_____

_____

_____

El Andar de Novios

¿Qué es?

El andar de novios es salir con la persona que a uno le gusta. El andar de novios puede ser dos adolescentes o un grupo de adolescentes que salen juntos.

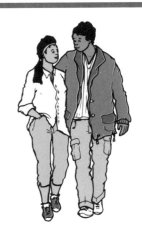

¿Sabía usted que?

- Los padres imponen reglas para los novios. Es común que los padres dejen salir de novios a los adolescentes a los 16 años. Algunos adolescentes quieren salir de novios a partir de los 12 ó 13 años.

- Cada adolescente es diferente. No todos los adolescentes están listos para andar de novios a la misma edad.

- Cada adolescente necesita tener reglas para andar de novios. Sólo porque un hermano o hermana empezó a andar de novios a cierta edad no significa que el siguiente hijo tiene que empezar a la misma edad.

- El andar de novios puede significar manejar un carro con otra persona. Lea sobre el manejo de carros en la página 146.

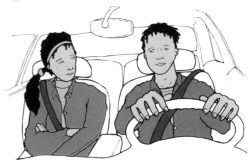

88

- El andar de novios en grupo se trata de varias parejas que salen juntas. Esto es muy común.

- El andar de novios con una sola pareja a una edad temprana generalmente lleva a tener relaciones sexuales.

- El tener una hora límite para llegar a la casa es bueno debido a que:

  - Evita que los adolescentes estén fuera demasiado tarde.

  - Obliga a los adolescentes a regresar a la casa a cierta hora.

  - Tranquiliza a los padres ya que ellos saben a qué hora va regresar su adolescente a la casa.

¿Qué puedo hacer?

- Anímelos a que en lo posible anden de novios en grupo.

- No permita que su adolescente ande de novios con gente mayor (no más de tres años mayor).

- Ayude a su adolescente a pensar en cosas divertidas para hacer cuando salga con el novio o novia.

- Hable con su adolescente sobre quién va a pagar la salida.

- Puede que sea buena idea que los adolescentes compartan los costos.

- Háblele sobre como decir "no" a las relaciones sexuales antes de que su adolescente empiece a andar de novios. Lea sobre las relaciones sexuales en la página 99.

- Si su adolescente empieza a andar de novios antes de que maneje, ofrézcale servir de chofer.

- Conozca al novio o novia de su adolescente o por lo menos sepa su nombre y su teléfono.

- Asegúrese de que su adolescente tiene suficiente dinero para llamarla o para tomar el autobús (camión) o un taxi a la casa.

- Dígale a su adolescente a qué hora necesita estar de regreso en la casa. Al comienzo que sea temprano. Usted puede cambiar la hora a más tarde conforme su adolescente tiene más edad, o para ocasiones especiales como un baile de la escuela.

- Dígale a su adolescente que la llame si va a llegar tarde a la casa.

- Trate de estar presente cuando su adolescente regrese a la casa de una salida. Pregúntele a su adolescente cómo le fue, pero no la presione demasiado.

- Si su adolescente está saliendo con alguien que no le cae bien, hable con su adolescente de esto. Comparta con su adolescente sus preocupaciones sobre la otra persona.

¿Cuándo debo obtener ayuda?

- Si su adolescente está saliendo con una persona que usted piensa que lo va a meter en problemas. Usted ha tratado de hablar con su adolescente pero ella no deja de salir con esta persona.

La Violación por el Novio

¿De qué se trata?

Este tipo de violación es cuando una persona obliga a la otra persona con la que sale a tener relaciones sexuales. También es una violación cuando alguien tiene relaciones sexuales con alguien que está demasiado borracho o drogado para saber qué está pasando.

¿Sabía usted que?

- La violación es un crimen. Una persona que viola a alguien puede ir presa a la cárcel.

- Nunca está bien violar a nadie. Las personas nunca piden ser violadas por la ropa que usan ni por la manera en que actúan.

- Si una persona dice que no quiere tener relaciones sexuales, la otra persona tiene que parar. A los adolescentes se les debe enseñar que la palabra **no** significa **no**.

- Una persona puede decir no en cualquier momento. El besarse y el tocarse apasionadamente no significa que un adolescente quiere tener relaciones sexuales.

- Algunos adolescentes piensan que tienen derecho a tener relaciones sexuales a cambio de pagar por todo en una salida. Esto no es cierto. Una jovencita y un jovencito deben hablar antes de salir sobre quién va a pagar. Las relaciones sexuales no es una manera de cobrarse por este gasto.

- Existen drogas que se pueden poner dentro del trago de una persona. La persona que toma esta droga puede ser violada sin saberlo. A estas drogas se les conoce en algunos países como burundanga.

- Una persona que ha sido violada necesita ayuda de un médico, enfermera o trabajador social. La persona no debe bañarse antes de ver al médico.

- Existen centros de crisis para casos de violación. Estos centros ayudan a las personas que han sido violadas. Usted puede encontrar los números de teléfono en la guía telefónica o llamando al 411.

¿Qué puedo hacer?

- Hable con su adolescente sobre la violación por el novio.

- Para evitar la violación por el novio, enseñe su adolescente a que haga las siguientes cosas:

  - Si es posible, que sus primeras salidas sean en grupo o en un sitio público.

  - Asegurarse de que nadie ponga nada en su bebida.

  - Que no se emborrache ni tome drogas.

  - Que no deje que su novio se emborrache o tome drogas.

  - Procurar estar con otras personas en las fiestas. Que no se vaya sola con el novio.

- Que lleve dinero para que pueda llegar a la casa si tiene que tomar un autobús (camión) o un taxi.

- Que pare de besarse antes de que los besos pasen a algo más.

- Que hable con su novio sobre las relaciones sexuales. Que queden de acuerdo que si una persona dice no, esto significa no.

- Los jovencitos y las jovencitas pueden ser acusados de violación a menores e ir a la cárcel si han tenido relaciones sexuales con alguien menor de la edad legal (16 ó 18 de acuerdo al estado donde viva). Esto puede ocurrir aun cuando la persona menor acepta tener relaciones sexuales.

¿Cuándo debo obtener ayuda?

- Si una adolescente ha sido violada, llévela a un hospital inmediatamente. Dígale que no es culpa de ella. Dígale que no se bañe o lave antes de ir al hospital.

El no Tener Relaciones Sexuales (la Abstinencia)

¿Qué es?

La abstinencia significa el no tener relaciones sexuales.

¿Sabía usted que?

- El no tener no relaciones sexuales es completamente (100%) seguro para prevenir el embarazo. Es casi completamente (100%) seguro para prevenir las enfermedades de transmisión sexual (enfermedades venéreas).

- Puede ser difícil para un adolescente no tener relaciones sexuales.

  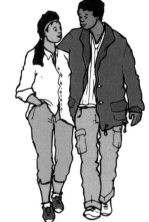

  - Hay amigos que dicen que tienen relaciones sexuales. Pero es posible que esto no sea verdad.

  - Los adolescentes pueden sentir que están enamorados. Ellas pueden querer tener relaciones sexuales debido a estos sentimientos.

  - Los adolescentes ven las relaciones sexuales en la televisión y en las películas.

El no Tener Relaciones Sexuales (La Abstinencia)

- Los adolescentes necesitan mucho apoyo para no tener relaciones sexuales. Ellos necesitan que la gente les diga que está bien el no tener relaciones sexuales.

- El no tener relaciones sexuales protege a un adolescente de las siguientes maneras:
  - El no tener la preocupación de quedar embarazada.
  - El quedar libre de las enfermedades de transmisión sexual (enfermedades venéreas).
  - El quedar libre de perder el respeto a uno mismo.
  - El quedar libre para tener muchos amigos de ambos sexos.
  - El tener la habilidad de concentrarse en los deportes, el trabajo y la escuela.

- Los adolescentes que han tenido relaciones sexuales pueden decidir no tener relaciones de nuevo.

- Muchas iglesias, templos y otros lugares tienen grupos de apoyo para adolescentes que no quieren tener relaciones sexuales.

- El tener relaciones sexuales no hace que un adolescente sea parte del grupo más popular. Ni tampoco le ayuda al adolescente a mantener sus amistades o dejar de sentirse solitario.

- Hay muchas maneras en que los adolescentes pueden demostrar su cariño
  - Los abrazos y los besos
  - El tomarse de las manos
  - El hablar sobre los sentimientos

El no Tener Relaciones Sexuales (La Abstinencia)

- El escribir poemas o cartas de amor
- El comprarse regalos unos a otros
- El hablar por teléfono
- El hacer cosas juntos como hacer ejercicio.

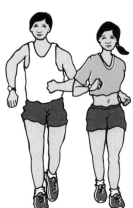

- La masturbación (ver la página 136) es una actividad sexual segura.

¿Qué puedo hacer?

- Hable con su adolescente sobre el no tener relaciones sexuales. Dígale a su adolescente que no tener relaciones sexuales es normal.

- Enséñele a su adolescente sobre los condones y los métodos para prevenir el embarazo.

- Los adolescentes que no planean tener relaciones sexuales también necesitan saber sobre estas cosas.

- Hable con su adolescente de sus sentimientos sobre las relaciones sexuales. Sepa lo que va a decir si su adolescente le pregunta qué fue lo que usted hizo cuando era adolescente. Comparta que fue lo que usted aprendió de sus acciones

- Hable sobre otras cosas que su adolescente puede hacer para demostrar su cariño.

- Ayude a su adolescente a encontrar un grupo de apoyo.

El no Tener Relaciones Sexuales (La Abstinencia)

- Hable con su adolescente sobre cómo decir **no** a las relaciones sexuales. Las siguientes son algunas cosas que su adolescente puede decir:
  - "No estoy listo para tener relaciones sexuales".
  - "Por favor respeta mi decisión de no tener relaciones sexuales".
  - "Si tu sólo sales conmigo para tener relaciones sexuales, es mejor que terminemos ahora".
  - "Si me quieres, tu no me pedirías que hiciera algo para lo cual no estoy lista".
  - "No me importa si todo el mundo lo hace. Yo no estoy lista".
  - "Aunque yo haya tenido relaciones sexuales contigo anteriormente, cometí un error. No quiero tener relaciones sexuales otra vez".
- Pase tiempo con su adolescente. Hagan cosas juntos. Demuéstrele que hay otras cosas divertidas que se pueden hacer a parte de las relaciones sexuales.
- No acuse a su adolescente de tener relaciones sexuales por algo que usted escuchó.

¿Cómo puedo obtener ayuda?

- Llame a su iglesia, templo o la YMCA local y pregunte sobre los grupos y actividades que apoyan a los adolescentes para que no tengan relaciones sexuales.

El no Tener Relaciones Sexuales (La Abstinencia)

- Llame a los siguientes grupos para pedir información:
  - True Love Waits (El Verdadero Amor Puede Esperar), 1-800-588-9248
  - The National Abstinence Clearinghouse (Oficina Nacional de Recursos para la Abstinencia), 1-888-577-2966

Las Relaciones Sexuales

¿Qué son?

Las relaciones sexuales consisten en poner el pene dentro de la vagina. El coito es otra palabra para las relaciones sexuales. El sexo oral es cuando el pene se pone dentro de la boca o la boca se pone sobre los genitales de una jovencita. Si el pene se pone en el ano, a esto se le llama sexo anal. Otras palabras para las relaciones sexuales son coger, follar, hacerlo, ir a la cama, hacer el amor o acostarse con alguien. El coito y la copulación también significan relaciones sexuales.

¿Sabía usted que?

* Los niños miran las relaciones sexuales en la televisión y en las películas. También se encuentran en la música, libros y otros lugares. Los niños necesitan aprender la realidad sobre las relaciones sexuales.

* Es una buena idea empezar a hablar con los niños sobre las relaciones sexuales a la edad de 8 ó 9 años, antes de que sus cuerpos empiecen a cambiar.

* Los adolescentes necesitan saber sobre las relaciones sexuales y los métodos para prevenir el embarazo y las enfermedades de transmisión sexual (enfermedades venéreas) antes de que empiecen a andar de novios o a tener relaciones sexuales.

- El hablar sobre las relaciones sexuales no hace que los adolescentes quieran tenerlas.

- La mayoría de las escuelas tienen clases de educación sexual que cubren la realidad sobre las relaciones sexuales. Los padres son responsables de enseñarle a sus hijos los valores.

- Los adolescentes a menudo aprenden sobre las relaciones sexuales de sus amigos. Es posible que lo que ellos aprenden no sea correcto.

- Muchos adolescentes tienen relaciones sexuales antes de estar listos. Esto ocurre debido a que:

  - No saben cómo decir **no** a las relaciones sexuales.

  - Ellos tienen miedo de ser diferentes.

  - Sus amigos los convencen de tener relaciones sexuales. A esto se le llama presión de grupo.

  - Ellas quieren complacer al novio.

- Muchos adolescentes que tuvieron relaciones sexuales preferirían no haberlas tenido. Las siguientes son preguntas para los adolescentes que piensan tener relaciones sexuales:

  - ¿Te sientes diferente porque nunca has tenido relaciones sexuales?

  - ¿Te sabes proteger del embarazo y de las enfermedades de transmisión sexual?

  - ¿Te están presionando para que tengas relaciones sexuales?

  - ¿El tener relaciones sexuales va a cambiar cómo te sientes sobre ti misma?

- Sólo porque un adolescente ha tenido relaciones sexuales no significa que tiene que volver a tenerlas. Un adolescente puede decidir en cualquier momento no tener relaciones sexuales.

¿Qué puedo hacer?

- Lea y aprenda sobre las relaciones sexuales por su cuenta.
- Sea franco y honesto con su hija sobre las relaciones sexuales desde una edad temprana. Siempre conteste las preguntas de su hijo. Permita que su hijo le haga preguntas.
- No le dé sermones sobre las relaciones sexuales.
- Use las palabras correctas para las partes genitales.

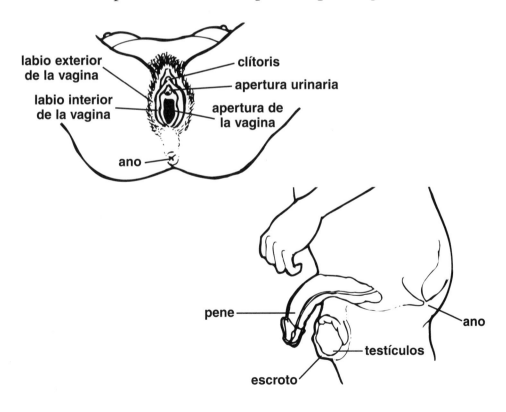

labio exterior de la vagina · clítoris · apertura urinaria · labio interior de la vagina · apertura de la vagina · ano · pene · testículos · escroto · ano

- Empiece a hablar con su adolescente sobre las relaciones sexuales haciéndole preguntas como:
  - ¿Qué has aprendido en la escuela sobre las relaciones sexuales?
  - ¿Qué dicen tus amigos sobre las relaciones sexuales?
  - ¿Qué sabes sobre las enfermedades de transmisión sexual?

- Hay muchos grupos a los cuales usted y su adolescente pueden asistir para aprender sobre las relaciones sexuales. Su iglesia puede tener un grupo de adolescentes y padres. La YMCA o el club local de niños y niñas pueden tener grupos.

- Ayude a su adolescente a planear lo que debe decir si está siendo presionada a tener relaciones sexuales:
  - ¡Detente, quiero irme a la casa ahora mismo!
  - No estoy lista para tener relaciones sexuales.
  - No me presiones para tener relaciones sexuales. No deseo hacerlo.
  - No necesito probar mi amor teniendo relaciones sexuales.
  - Si tú me quieres, vas a esperar.

- Dígale a su adolescente:
  - Es normal soñar con las relaciones sexuales.
  - Es normal hablar sobre las relaciones sexuales.
  - No tienes que tener relaciones sexuales para ser una persona a todo dar.

¿Cuándo debo obtener ayuda?

- Cuando no entiende ciertas cosas acerca de las relaciones sexuales.

- Si no se siente cómoda hablando con su adolescente sobre las relaciones sexuales.

- Si su adolescente tiene relaciones sexuales, y usted quiere métodos para prevenir el embarazo de su adolescente.

- Si usted quiere que su adolescente sea examinada para enfermedades de transmisión sexual o embarazo. Esta visita es confidencial entre el médico y su adolescente. Su doctor no puede hablar con usted sobre la visita, a menos de que su adolescente diga que está bien.

Las Relaciones Sexuales más Seguras

¿Qué significa?

Las relaciones sexuales más seguras significa usar un condón durante el sexo vaginal, anal y oral. El condón previene que el semen del hombre entre dentro de su pareja. También mantiene las secreciones del cuerpo fuera de contacto con la pareja.

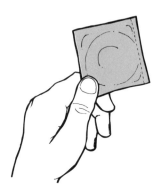

¿Sabía usted que?

- A veces al condón se le llama gorro, máscara, jebe, hule, o globo.

- Un condón debe ponerse tan pronto como el pene está parado.

- Los condones previenen el contagio de la mayoría de las enfermedades de transmisión sexual (enfermedades venéreas). Los condones sólo sirven si se usan de la manera correcta.

- El usar un condón todas las veces es el deber de cada persona.

- Muchas personas que tienen enfermedades de transmisión sexual (enfermedades venéreas) no lo saben. No tienen síntomas. Se ven y se sienten bien.

- Los condones no duran para siempre. Hay una fecha en su envoltura. Fíjese en la fecha antes de usar el condón. Si la fecha ya pasó, el condón ya no sirve y se debe tirar.

- Así es como se debe usar un condón:

Primer Paso:
Apriete el centro de la envoltura del condón para sacarle el aire. Si no hay aire, el condón no sirve. Tírelo.

Segundo Paso:
Abra la envoltura con cuidado. Asegúrese de no desgarrar el condón con las uñas o dientes.

Tercer Paso:
Los hombres que tienen el prepucio intacto (que no se han hecho la circuncisión) primero deberán jalarse el prepucio hacia atrás.

Cuarto Paso:
Ponga el condón sobre la punta del pene. Asegúrese que el anillo del condón está en la parte de afuera.

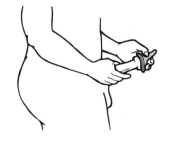

Quinto Paso:
Apriete la punta del condón para sacarle el aire. Detenga la punta del condón con una mano. Desenrolle el condón hasta la base del pene con la otra mano.

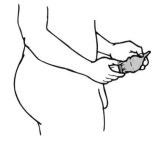

  - Si el condón no se desenrolla, está mal puesto. Tírelo. Empiece otra vez con un condón nuevo.

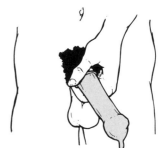

- Después de las relaciones sexuales, agarre el condón y retire el pene lentamente.

- Deslice el condón fuera del pene. Tire el condón. Nunca use el mismo condón más de una vez.

• No use dos condones a la misma vez. No es tan seguro como usar un solo condón.

• Los condones de látex son los mejores. No use condones de piel de borrego. Estos no protegen contra las enfermedades de transmisión sexual.

• Algunas personas son alérgicas al hule. Los síntomas de alergia son el enrojecimiento, la comezón, y el ardor en la vagina o en el pene. Las personas que son alérgicas al hule pueden usar condones de plástico (poliuretano).

• Algunos condones tienen un espermicida que mata el esperma. El espermicida se llama nonoxinol-9.

• Existen cremas que se ponen en la vagina que también contienen nonoxinol-9. Estas se pueden usar con el condón.

• Algunas persona son alérgicas a los espermicidas. Para ver si es alérgico, ponga un poco de espermicida en la parte de abajo de su muñeca. El enrojecimiento y la comezón después de unas cuantas horas son señales de alergia. Si usted es alérgico, use condones y lubricantes que no tienen espermicidas.

- Los lubricantes con base de agua como la jalea K-Y pueden ser usados junto con un condón. No use lubricantes con base de aceite como la Vaselina, el aceite para bebés, o la loción para las manos con los condones. Estos pueden hacer que los condones se rompan.

- Usted puede comprar condones en las farmacias, tiendas de abarrotes y otros lugares. Los condones cuestan aproximadamente un dólar cada uno. Alguna clínicas de salud pública regalan los condones.

- Mantenga los condones en un sitio fresco y seco como en un bolso o bolsillo de una camisa. No mantenga los condones dentro de un carro o de una billetera.

- Los condones no protegen contra todas las enfermedades. Una persona todavía puede contagiarse con piojos, sarna, verrugas venéreas, o herpes al usar condones.

- Se debe usar una barrera dental para el sexo oral (sexo de boca y vagina o de boca y ano). Una barrera dental es un pedazo delgado de hule que se coloca sobre la vagina o ano. Se deben usar condones para el sexo de boca y pene.

¿Qué puedo hacer?

- Aprenda lo más que pueda sobre las relaciones sexuales más seguras.

- Enséñele a su adolescente la manera correcta de usar un condón. Haga que su adolescente practique poniéndole un condón a una banana.

Las Relaciones Sexuales más Seguras

- Enséñele a su adolescente que el usar un condón es el deber de cada persona. Las jovencitas pueden comprar condones igual que los jovencitos.

- Acompañe a su adolescente cuando vaya a comprar su primer condón. Asegúrese de que los condones sean de hule y que sean económicos o gratis de una clínica.

- Hay muchos tipos de condones. Dígale a su adolescente que pruebe varios tipos. De esta manera, su adolescente encontrará el que le quede mejor.

- Hable con su adolescente sobre acciones de sexo seguro como:
  - El besarse con los labios cerrados.
  - El abrazarse.
  - El sobarse uno contra el otro con la ropa puesta.
  - El masturbarse solo.

- Dígale a su adolescente qué decir y que hacer si su pareja no quiere usar un condón. Enséñele a su adolescente a siempre usar un condón. ¡Las relaciones sexuales sin un condón son un gran error!

- Enséñele a su adolescente lo siguiente sobre los condones:
  - Los condones protegen contra el embarazo y las enfermedades de transmisión sexual.
  - Hay que usar un condón cada vez que se tienen relaciones sexuales.
  - Hay que usar un condón nuevo todas las veces.
  - Siempre hay que llevar un condón con uno.

- Hay que fijarse en la fecha de la envoltura. No se deben usar condones viejos.

- Los condones que están buenos deben tener aire dentro del paquete. Tire el condón si no hay aire.

- Hay que saber cómo poner un condón de la manera correcta.

- Hay que ponerlo apenas el pene esté parado.

- Los condones pueden romperse.

- Dígale a su adolescente que hacer si un condón se rompe:

  - Parar las relaciones sexuales inmediatamente.

  - Sacar el pene.

  - La jovencita debe ir a una clínica de planificación familiar en 72 horas (lea sobre los anticonceptivos de emergencia en la página 127).

¿Cuándo debo obtener ayuda?

- Si es posible que su adolescente tenga una enfermedad de transmisión sexual.

- Si usted no se siente cómoda para hablar con su adolescente sobre las relaciones sexuales más seguras.

- Si no puede contestar algunas de las preguntas de su adolescente.

- Si usted está preocupado de lo que hace su adolescente.

- Si su adolescente tuvo relaciones sexuales y el condón se rompió o se salió.

- Si usted piensa que su adolescente pueda estar embarazada.

Las Enfermedades de Transmisión Sexual (Enfermedades Venéreas)

¿Qué son?

Las enfermedades de transmisión sexual son enfermedades o infecciones que se pegan de una persona que tiene la enfermedad a otra persona a través del contacto sexual. El contacto sexual quiere decir contacto vaginal, oral o sexo anal. También quiere decir contacto de piel a piel en las áreas genitales.

¿Sabía usted que?

- Hay cerca de 25 diferentes enfermedades de transmisión sexual.

- Cerca de 3 millones de adolescentes se contagian de una enfermedad de transmisión sexual cada año.

- La gente que tiene una enfermedad de transmisión sexual a menudo luce bien. Algunos no saben que tienen una enfermedad de transmisión sexual. Los que tienen la enfermedad se la pueden pegar a otra persona durante las relaciones sexuales.

- Las enfermedades de transmisión sexual se pueden pasar durante relaciones sexuales vaginales, anales u orales. Usted también se puede contagiar de algunas enfermedades de transmisión sexual como las verrugas venéreas con solo el contacto de piel a piel.

Las Enfermedades de Transmisión Sexual

- Las enfermedades de transmisión sexual se pasan a través de los fluidos como la sangre, fluidos vaginales y el semen.

- Usted puede contagiarse de una o más enfermedades de transmisión sexual la primera vez que tiene relaciones sexuales con alguien que tiene la enfermedad.

- Uno se puede contagiar de la misma enfermedad de transmisión sexual muchas veces.

- Algunas enfermedades de transmisión sexual como la clamidia, la gonorrea, y la sífilis se pueden curar.

- No hay cura para las siguientes enfermedades de transmisión sexual:
  - VIH/SIDA
  - Herpes genital
  - Verrugas venéreas
  - Hepatitis B

- La siguiente es una lista de enfermedades de transmisión sexual:
  - Clamidia
  - Herpes genital
  - Verrugas venéreas
  - Gonorrea
  - Hepatitis B
  - VIH/SIDA
  - Tricomonas
  - Sarna
  - Sífilis

- Los siguientes son algunos síntomas de las enfermedades de transmisión sexual:
  - Dolor o comezón en los genitales o en los órganos sexuales.
  - Líquido (goteo o flujo) que sale de la vagina o del pene.

- Ardor o comezón cuando orina.

- Llagas, ampollas, bultitos o ronchas en los genitales.

- Calentura, dolor en el cuerpo, dolor en la parte de abajo del estómago.

- Mal olor en los genitales.

- Una persona tiene que ir al doctor inmediatamente si piensa que tiene una enfermedad de transmisión sexual. Lo siguiente es lo que puede pasar si una persona no consigue los medicamentos necesarios para tratar una enfermedad de transmisión sexual:

  - Un jovencito o una jovencita puede quedar estéril. Esto quiere decir que nunca podrán tener hijos.

  - Las verrugas venéreas pueden causar cáncer en las mujeres.

  - Las enfermedades de transmisión sexual pueden causar problemas en el embarazo.

  - Los bebés recién nacidos se pueden contagiar con enfermedades de transmisión sexual.

  - Una persona se puede morir de una enfermedad de transmisión sexual.

- Los adolescentes que tienen relaciones sexuales siempre necesitan usar condones. También necesitan ser examinados para enfermedades de transmisión sexual cada seis meses.

- La mayoría de las clínicas ofrecen exámenes para enfermedades de transmisión sexual sin necesidad del consentimiento de los padres.

- Existe una vacuna para la hepatitis B. Todos los adolescentes necesitan recibir esta vacuna.

¿Qué puedo hacer?

- Aprenda lo más que pueda sobre las enfermedades de transmisión sexual.

- Hable con su adolescente sobre las relaciones sexuales y las enfermedades de transmisión sexual. Los expertos recomiendan hacerlo cuando su hijo tiene de 8 a 9 años de edad.

- Conteste las preguntas de su adolescente honestamente.

- Haga que su adolescente lea sobre las enfermedades de transmisión sexual. Hable con su adolescente sobre lo que ella lea.

- Muéstrele a su adolescente fotos de algunas de las enfermedades. Esto le ayudará a saber por qué el usar un condón es tan importante.

- Apoye a su adolescente para que no tenga relaciones sexuales.

- Enséñele a su adolescente cómo mantener relaciones sexuales más seguras haciendo lo siguiente:

  - Abrazarse y tocarse con la ropa puesta.

  - Usar un condón y crema que contenga nonoxinol-9.

  - Usar un condón o una barrera dental.

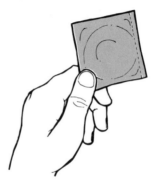

- Dígale a su adolescente que **nunca** haga nada de lo siguiente:
  - Tener relaciones sexuales sin un condón
  - Tener relaciones sexuales orales sin un condón o barrera dental
  - Compartir juguetes sexuales como los vibradores o consoladores
- Algunas clínicas de salud regalan condones. Visite la que le quede más cerca para enterarse sobre sus servicios.
- Comparta tiempo con su adolescente para que puedan hablar juntos. Haga que su adolescente se interese por los deportes u otras actividades.
- Nunca se burle de su adolescente cuando se trate de las relaciones sexuales o de las enfermedades de transmisión sexual. Guarde los secretos que le cuenta su adolescente.
- Si su adolescente ya tiene relaciones sexuales, dígale a su adolescente que se haga un examen para las enfermedades de transmisión sexual cada 6 meses.
- Si usted piensa que su adolescente tiene una enfermedad de transmisión sexual, llévela al médico inmediatamente. Asegúrese de que su adolescente le diga a su compañero sexual de su enfermedad.
- Si su adolescente tiene una enfermedad de transmisión sexual, él no debe de tener relaciones sexuales hasta quedar curado.
- Asegúrese que su adolescente reciba la vacuna contra la hepatitis B.

¿Cuándo debo obtener ayuda?

- Si su adolescente tiene relaciones sexuales y síntomas de una enfermedad de transmisión sexual (vea la lista en la página 111).

- Si usted no entiende que son las enfermedades de transmisión sexual. Entonces, usted necesita a alguien que hable con su adolescente.

- Si su adolescente tiene una enfermedad de transmisión sexual y usted está preocupada de su adolescente.

- Si usted no se siente cómoda para hablar con su adolescente sobre las enfermedades de transmisión sexual.

- Para obtener una vacuna contra la hepatitis B, la cual previene la enfermedad.

El VIH y el SIDA

¿Qué son?

El VIH es un virus que causa el SIDA. El VIH y el SIDA hacen que el cuerpo se ponga débil y que no pueda combatir las enfermedades. Las personas con el VIH y el SIDA pueden enfermarse fácilmente. Primero una persona se infecta con el VIH. Meses o años después, el VIH causa la enfermedad llamada SIDA. No existe una cura para el VIH ni para el SIDA.

¿Sabía usted que?

- El SIDA es una enfermedad grave. Pero las personas se pueden proteger para no contagiarse.

- Las personas se contagian con el VIH cuando algún líquido del cuerpo de otra persona que tiene el VIH entra en su cuerpo. Este líquido puede ser sangre, semen (el líquido donde están los espermatozoides), líquido vaginal o la leche materna.

- El VIH pasa de una persona a otra de las siguientes maneras:
  - Relaciones sexuales orales (por la boca), anales (por el recto) o vaginales sin usar condón con una persona infectada con el VIH.
  - Si se usa la misma aguja o jeringa que usó una persona infectada con el VIH.

- Una madre infectada puede pasarle el VIH al bebé que lleva dentro.

- Una madre infectada con el VIH puede pasarle el virus a su bebé si le da pecho.

- Si se hace agujeros en el cuerpo o si a uno le ponen tatuajes con instrumentos que contienen el virus del VIH.

- Las personas que tienen el VIH pueden verse sanas por mucho tiempo. Uno no puede saber si una persona tiene el VIH con sólo mirarla.

- La enfermedad se puede pasar de una a otra persona aunque la persona infectada no tenga síntomas de VIH.

- El VIH no se pasa a través de un apretón de manos, o al trabajar, jugar o vivir juntos. Usted no puede agarrar el VIH de la comida, el agua, los insectos o por los asientos de los excusados.

- Cualquier persona puede tener el VIH y el SIDA. Las estrellas de cine, los médicos, los maestros y los adolescentes pueden tener el VIH y el SIDA.

- Los primeros síntomas del VIH pueden ser:
  - El tener fiebre
  - El sentirse enfermo
  - El sentirse cansado
  - Dolor de garganta
  - Dolores de músculos o de coyunturas
  - Diarrea
  - Salpullido
  - Glándulas inflamadas

- Otras enfermedades también pueden causar estos síntomas. La única manera de saber es haciéndose la prueba para el VIH.

- Una persona con VIH puede desarrollar SIDA en unos cuantos meses o en hasta 10 a 15 años.

- El SIDA causa problemas como la pérdida de peso, diarrea y fiebre. Las personas con SIDA generalmente sufren de enfermedades graves como la tuberculosis, la pulmonía o el cáncer.

- Tan pronto como una persona se infecta con el VIH, él o ella se lo puede pasar a otros.

- Existen pruebas para saber si uno tiene el VIH y el SIDA. Una persona puede hacerse la prueba en el consultorio de un médico o en una clínica de salud. Los resultados se demoran más o menos dos semanas.

- Una persona se puede hacer la prueba sin que nadie sepa. En algunas clínicas no le preguntan su nombre.

- No existe una cura para el VIH y el SIDA. Pero existen medicamentos que demoran el desarrollo de la enfermedad. Estos medicamentos cuestan mucho dinero. Las clínicas de salud pública y las organizaciones que luchan contra el SIDA pueden ayudar con estos costos.

- Es importante saber si una persona tiene el VIH lo antes posible, ya que los medicamentos se deben empezar a tomar lo más temprano posible. De esta manera, los medicamentos pueden mantener a una persona saludable por más tiempo.

- El tener una enfermedad de transmisión sexual (enfermedad venérea) hace que sea más fácil contagiarse con el VIH. Las personas que están activas sexualmente deben hacerse exámenes para las enfermedades de transmisión sexual cada seis meses.

¿Qué puedo hacer?

- Enséñele a su adolescente sobre el VIH y el SIDA. Explíquele por qué el usar un condón es tan importante.

- Aconséjele a su adolescente que esté 100% segura haciendo las siguientes cosas:

  - No teniendo relaciones sexuales (ver página 94).

  - Besándose con la boca cerrada.

  - Abrazándose y frotándose uno con otro con la ropa puesta.

  - Masturbándose sola.

- Enséñele a su adolescente sobre las relaciones sexuales más seguras (ver página 104).

- Enséñele a su adolescente a que trate bien a las personas que tienen el VIH o el SIDA. Dígale a su adolescente que él o ella no se van a contagiar con SIDA con sólo estar con una persona que tiene SIDA.

- Si su adolescente es activo sexualmente, asegúrese de que se haga examinar para las enfermedades de transmisión sexual cada seis meses.

- Obtenga ayuda inmediatamente si su adolescente se inyecta drogas. Estas drogas se meten al cuerpo con una jeringa.

¿Cuándo debo obtener ayuda?

- Si su adolescente tiene síntomas del VIH y el SIDA (ver la lista en la página 117).
- Si su adolescente necesita hacerse el examen para el VIH o el SIDA.
- Si usted tiene problemas para hablar con su adolescente sobre el VIH. Si quiere que alguien hable con su adolescente.
- Si su adolescente se inyecta drogas.
- Si tiene preguntas sobre el VIH y el SIDA, llame al 1-800-342-2437.

La Prevención del Embarazo

¿En qué consiste?

La prevención del embarazo son las cosas que hace la gente para no quedar embarazada. A la prevención del embarazo también se le llama contracepción (métodos anticonceptivos).

¿Sabía usted que?

- El no tener relaciones sexuales (la abstinencia) es 100% seguro para prevenir el embarazo.

- Existen muchos métodos para prevenir el embarazo que los adolescentes pueden usar. Funcionan bien si se usan de la manera correcta todas las veces.

- Si no usa ningún método anticonceptivo, una adolescente puede quedar embarazada la primera vez que tiene relaciones sexuales. Ella puede quedar embarazada en cualquier momento del mes, aunque esté reglando.

- Algunas personas piensan que el hacer estas cosas previene el embarazo. Esto es incorrecto. Estas cosas **no se deben** hacer para prevenir el embarazo:
  - Pararse después de tener relaciones sexuales.
  - El método del ritmo es el tener relaciones sexuales sin protección en los días cuando la mujer tiene menos posibilidades de quedar embarazada. Esto no es seguro.

121

- El retirar el pene de la vagina antes de que el hombre termine (eyacule). Muchos adolescentes hacen esto. Esto no es seguro.

- Las clínicas de planificación familiar en Estados Unidos ofrecen métodos anticonceptivos a los adolescentes.

- La prevención del embarazo es la responsabilidad de la jovencita y el jovencito. Ellos deben hablar de esto antes de tener relaciones sexuales.

- Los adolescentes **siempre deben usar un condón** junto con otro método anticonceptivo. La siguiente es una lista de los métodos anticonceptivos que usan muchos de los adolescentes:

El condón o el gorrito

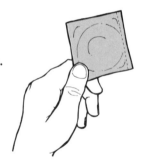

- Siempre use un condón aunque use otros métodos anticonceptivos. El condón ayuda a prevenir las enfermedades de transmisión sexual. Ver página 105 para saber como usar un condón.

Las píldoras anticonceptivas

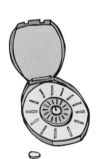

- También conocida como "la píldora." Es un método muy bueno para prevenir el embarazo.

- Una jovencita debe usar otro método anticonceptivo durante el primer mes que empieza a tomar la píldora.

- Un médico debe darle una receta para las píldoras anticonceptivas.

- Las jovencitas no deben tomar las píldoras de otras personas.

- La píldora se debe tomar todos los días o tal como se la receto el doctor.

- Si a una jovencita se le pasa tomar una píldora, ella debe:

  - Tomarla tan pronto como se acuerde. Ella puede tomar dos píldoras el mismo día.

  - Usar otro método anticonceptivo hasta que le llegue su regla. Ella puede usar espermicidas y un condón.

- Algunos efectos adversos de la píldora son el sentir náusea, pechos adoloridos, aumento de peso, dolores de cabeza, hinchazón y un sangrado vaginal ligero. Estos síntomas generalmente desaparecen en unos cuantos meses.

- Existen muchos tipos de píldoras anticonceptivas. Cada una tiene diferentes efectos adversos. El médico encontrará la mejor para cada adolescente.

- Algunas adolescentes toman la píldora para que sus períodos menstruales sean regulares o por otras razones de salud.

- Las píldoras anticonceptivas no protegen contra las enfermedades de transmisión sexual (enfermedades venéreas). Se debe usar un condón.

La Depo-Provera (La Inyección)

- Es una inyección que previene el embarazo por más o menos 12 semanas.

- Los afectos adversos incluyen cambios en la regla, aumento de peso y dolores de cabeza. Estos generalmente desaparecen en unos cuantos meses.

- Una adolescente puede recibir la inyección en el consultorio del médico o en una clínica de planificación familiar.

- La depo-provera no protege contra las enfermedades de transmisión sexual (enfermedades venéreas). Se debe usar un condón.

El Diafragma

- Consiste en una pequeña copa hecha de hule blando. La jovencita se lo pone dentro de la vagina antes de tener relaciones sexuales. El diafragma cubre el cérvix (cuello del útero) y previene que los espermatozoides entren al útero.

- El diafragma se debe usar con un espermicida. Los espermicidas matan a los espermatozoides y previenen el embarazo.

- Estos son los pasos a seguir cuando se usa un diafragma:

Primer Paso
Ponga la crema o la jalea espermicida alrededor del borde y en ambos lados del diafragma.

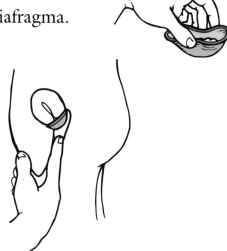

Segundo Paso
Apriete el borde del diafragma.

Tercer Paso
Empuje el diafragma hasta el fondo de la vagina hasta que cubra el cérvix. Usted podrá sentir el cérvix en el centro del diafragma.

- El diafragma se debe dejar dentro de la vagina por 8 horas después de tener relaciones sexuales.

- Si la jovencita tiene relaciones sexuales de nuevo durante las 8 horas, deberá ponerse más espermicida dentro de la vagina. El diafragma se debe dejar en su lugar.

- Una jovencita necesita que se le tome la medida para un diafragma en el consultorio del médico o clínica de salud. Una jovencita no puede usar el diafragma de otra jovencita.

- Las jovencitas deben obtener un diafragma nuevo cada año. También necesitan uno nuevo si suben o bajan más de 10 libras de peso.

- Un diafragma no protege contra las enfermedades de transmisión sexual (enfermedades venéreas). También se debe usar un condón.

Los Espermicidas

- Son medicamentos que se ponen dentro de la vagina para matar a los espermatozoides. Los espermicidas vienen en varias formas (espumas, jaleas, cremas, tabletas, supositorios).

- Se deben poner dentro de la vagina 15 a 20 minutos antes de las relaciones sexuales.

- Los espermicidas no se deben usar por si solos para prevenir el embarazo. Estos funcionan mejor cuando se usan con otro método anticonceptivo como el diafragma o el condón.

- Lea todas las instrucciones que vienen con los espermicidas antes de usarlos.

- No se lave la vagina después de tener relaciones sexuales, ya que al hacerlo también sacará el espermicida.

- Los espermicidas matan a los espermatozoides por muchas horas.

- Los espermicidas se venden en la farmacia y algunas clínicas los regalan.

- Algunas personas son alérgicas a los espermicidas. Ellas sienten ardor en la vagina o en el pene al usar los espermicidas. Si es alérgico use condones y lubricantes sin espermicidas.

- Los espermicidas no protegen contra las enfermedades de transmisión sexual (enfermedades venéreas).

- Existen otros métodos anticonceptivos. Generalmente no son usados por los adolescentes:
  - Tapón de cérvix
  - Condón femenino
  - Norplant
  - El aparato (DIU)

- Existe una píldora para detener el embarazo que se puede tomar después de tener relaciones sexuales sin haber usado métodos anticonceptivos. A esta píldora se le conoce como la píldora de la mañana siguiente o método anticonceptivo de emergencia.
  - Se receta:
    - Después de tener relaciones sexuales sin haber usado métodos anticonceptivos.
    - En caso de violación.
    - Si se rompe el condón.
  - Se debe tomar en las 72 horas después de haber tenido relaciones sexuales sin protección.
  - Una persona puede obtener la píldora de la mañana siguiente de su médico o una clínica de salud.
  - La píldora de la mañana siguiente no protege contra las enfermedades de transmisión sexual.

¿Qué puedo hacer?

- Aprenda sobre los métodos anticonceptivos para poder contestar las preguntas de su adolescente.
- Enséñele sobre la prevención del embarazo. Su adolescente necesita saber sobre la prevención del

embarazo aunque él o ella no planeen tener relaciones sexuales.

- El aprender sobre la prevención del embarazo no hará que su adolescente quiera tener relaciones sexuales. En cambio, le ayuda a su adolescente a tomar mejores decisiones.

- Hable sobre las enfermedades de transmisión sexual (ver página 110) junto con la prevención del embarazo.

- Sea honesta con su adolescente. Empiece a hablar con su adolescente a una edad temprana.

- Vaya con su adolescente a obtener anticonceptivos si ella se lo pide.

- Ayude a su adolescente a escoger el mejor método para prevenir el embarazo. Ayúdele con los costos si es necesario. Lleve a su adolescente a una clínica gratuita para obtener los anticonceptivos si usted no puede pagar por ellos.

- Ayude a su adolescente a escoger otro método anticonceptivo si el que usa no le sienta bien o no está funcionando.

- Ayude a su adolescente a planear lo que debe decir si su pareja no quiere usar métodos anticonceptivos.

- Nunca se burle de su adolescente sobre la prevención del embarazo. Si su adolescente quiere hablar con usted sobre la prevención del embarazo, no se lo diga a nadie. Esto es un asunto privado entre usted y su adolescente.

- Es posible que su adolescente obtenga métodos anticonceptivos sin decírselo. Si usted se da cuenta:

    - Mantenga la calma y no se enoje.

    - No le diga a su adolescente que no use el método anticonceptivo. Puede que su adolescente tenga relaciones sexuales o esté pensando en tenerlas.

    - Asegúrese que su adolescente usa el método anticonceptivo de la manera correcta.

    - Háblele de por qué es importante el siempre usar condones.

¿Cuándo debo obtener ayuda?

- Si su adolescente le pide que vaya con ella a su médico o clínica para obtener anticonceptivos.

- Si usted piensa que su adolescente esta embarazada.

- Si usted no puede hablar con su adolescente sobre la prevención del embarazo. Usted desea que alguien se lo explique a su adolescente.

- Si su adolescente no lo escucha.

- Si su adolescente tiene sexuales con varias personas.

- Si su adolescente usa la píldora de la mañana siguiente como método anticonceptivo.

- Si su adolescente tiene relaciones sexuales sin usar condón.

El Embarazo en la Adolescencia

¿De qué se trata?

El embarazo en la adolescencia ocurre cuando el espermatozoide de un jovencito encuentra (fertiliza) el óvulo (huevo) de una jovencita después de tener relaciones sexuales. El óvulo fertilizando se pega a la pared del útero y crece hasta convertirse en un bebé.

¿Sabía usted que?

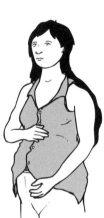

- Los Estados Unidos tienen la tasa más alta de embarazos en la adolescencia de la mayoría de los países.

- El 66% de las madres adolescentes no están casadas.

- La mayoría de los embarazos en la adolescencia **no** son planeados.

- Una jovencita puede quedar embarazada la primera vez que tiene relaciones sexuales si no utiliza métodos anticonceptivos. Muchas adolescentes piensan que esto no les puede pasar a ellas.

- Solamente 1 de cada 7 adolescentes obtiene métodos anticonceptivos antes de empezar a tener relaciones sexuales. Las siguientes son algunas de las razones:

  - La adolescente es demasiada tímida. No quiere que la gente se dé cuenta de que tiene relaciones sexuales.

- La adolescente no sabe dónde obtener anticonceptivos.

- La adolescente no tiene dinero para pagar por ellos.

- La adolescente no tiene transporte para llegar al consultorio del médico, clínica o tienda.

- Algunos jovencitos piensan que la prevención del embarazo es la responsabilidad de la jovencita. Esto no es cierto. Es el deber de ambos.

- Algunas adolescentes que sí saben sobre los métodos para prevenir el embarazo salen embarazadas. He aquí algunas de las razones:

  - Ellas piensan que no quedarán embarazadas.

  - Ellas no planeaban tener relaciones sexuales.

  - Ellas no tenían anticonceptivos en ese momento.

  - Uno de los dos no quiere usar métodos anticonceptivos.

- La primera señal del embarazo es generalmente la falta de la regla mensual. La adolescente necesita hacerse una prueba del embarazo si no le ha bajado la regla en un mes y tuvo relaciones sexuales. Ella puede ir a un consultorio médico o clínica de planificación familiar para hacerse la prueba. Es posible que la prueba en la clínica sea gratis.

- Otros síntomas del embarazo son:

  - El tener náusea.

  - Los vómitos.

  - Pechos adoloridos.

- Cansancio.
- Aumento de peso.

- El cuidado prenatal es el cuidado que una jovencita debe obtener para tener un bebé saludable. Es muy importante empezar el cuidado prenatal al comienzo del embarazo.

- Existen muchos lugares que ofrecen cuidado prenatal. Una jovencita puede ir al consultorio del médico o a una clínica de salud pública.

- El quedar embarazada afecta la vida de una adolescente para siempre. Las siguientes son algunas de las cosas que pueden pasar:
  - La adolescente se sale de la escuela.
  - No puede encontrar un buen trabajo.
  - Gana muy poco dinero.

- Los padres adolescentes también tienen problemas. Generalmente dejan la escuela.

- Algunas adolescentes se casan debido al embarazo. Ellas tienen un porcentaje muy alto de separación.

- Existen escuelas y programas sociales para ayudar a las adolescentes que están embarazadas.

¿Qué puedo hacer?

- Empiece a hablar con su hijo lo más temprano posible sobre las relaciones sexuales. Hable sobre por qué es importante protegerse para prevenir el embarazo y contra las enfermedades de transmisión sexual (enfermedades venéreas).

- Hable con su adolescente sobre la abstinencia (ver página 94). Dígale a su adolescente que no tiene que tener relaciones sexuales para sentirse parte del grupo o ser un chico suave.

- Si su adolescente tiene relaciones sexuales llévela a un médico o clínica para obtener anticonceptivos.

- Enséñele a su adolescente a usar los anticonceptivos **cada vez** que tenga relaciones sexuales.

- Hable con su adolescente sobre lo que pasaría si ella quedara embarazada (o si él dejara embarazada a una jovencita). ¿Qué cosas buenas en su vida cambiarían? ¿Cómo se vería su futuro?

- Conozca las señales del embarazo. Lleve a su adolescente al médico si usted piensa que ella esta embarazada.

- Enséñele a su adolescente que tomar drogas, alcohol y fumar durante el embarazo le hace daño al bebé.

- Una adolescente embarazada tiene que tomar decisiones. Ayude a que su adolescente tome las decisiones correctas. Antes de que tome una decisión, ella necesita saber todas sus opciones:

  - **Quedarse embarazada y quedarse con el bebé.**
    - ◆ Esta opción cambia la vida de una adolescente para siempre.
    - ◆ La adolescente necesita saber lo que significa ser madre. Ella debe saber que esto es para siempre. Ella necesita saber cuánto cuesta criar un niño y cómo este hecho cambiará su vida.

- **Terminar el embarazo. A esto se le llama aborto.**
  - El aborto es una operación hecha por un doctor en una clínica o consultorio.
  - El tener un aborto puede afectar las emociones de una adolescente por el resto de su vida. A ningún adolescente se le debe tratar de convencer de que tenga o no tenga un aborto.
  - Una adolescente que está considerando tener un aborto puede obtener ayuda en una clínica de planificación familiar u otra agencia de servicio a la comunidad.
  - Las leyes del aborto varían de estado a estado. La mayoría de los estados permiten que una adolescente aborte sin el consentimiento de sus padres.
  - Las clínicas de salud pública o de planificación familiar le pueden decir dónde puede tener un aborto.
- **Tener el bebé y entregar al bebé para que sea adoptado.**
  - Una enfermera, médico o clínica de salud le puede informar a una persona sobre la adopción y cómo proceder.
  - Muchas iglesias, templos y agencias de servicio a la comunidad pueden ayudarle con una adopción.
  - El hospital también puede ayudar si una adolescente quiere entregar a su bebé para que sea adoptado.

- Si su adolescente está embarazada, ayúdela a cuidarse haciendo lo siguiente:
  - Comiendo correctamente.
  - Tomando vitaminas.
  - Manteniéndose activa.
  - Descansando bastante.
- Al final del embarazo, es posible que una adolescente tenga que dejar de ir a la escuela o al trabajo. Ayude a que su adolescente haga lo correcto para que tenga un bebé saludable.

¿Cuándo debo obtener ayuda?

- Si su adolescente ha empezado a tener relaciones sexuales.
- Si su adolescente necesita obtener anticonceptivos.
- Si usted piensa que su adolescente esta embarazada.
- Dígale a su médico si su adolescente que está embarazada usa drogas, alcohol o fuma. Estas cosas le hacen daño al bebé.
- Si su adolescente esta embarazada y tiene los siguientes síntomas:
  - Sangrado
  - Hinchazón en la cara o en las piernas
  - Aumento rápido de peso
  - Fuertes dolores de cabeza
  - Problemas para orinar
- Un bebé recién nacido necesita ir al médico para recibir vacunas y exámenes. Es muy importante que vaya a todas sus citas con el médico.

La Masturbación

¿Qué es?

La masturbación consiste en tocarse los genitales
por placer sexual.

¿Sabía usted que?

- Mucha gente se masturba, inclusive la gente casada.
  No hay nada malo con masturbarse. La masturbación
  no le hace daño a nadie.

- A algunas personas se les ha enseñado a sentirse culpable
  si se masturban. Este sentimiento no es saludable.

- La masturbación es una forma de actividad sexual
  segura.

- Una persona no puede quedar embarazada ni
  contagiarse de una enfermedad de transmisión sexual
  al masturbarse.

- La masturbación permite que un adolescente alivie su
  tensión sexual sin tener relaciones sexuales.

- Dos personas se pueden tocar de una manera sexual.
  A esto se le llama masturbación mutua.

¿Qué puedo hacer?

- Hable con su adolescente sobre la masturbación.
  Dígale a su adolescente que esto es normal.

- No haga que su adolescente se sienta culpable al respecto.

- Dígale a su adolescente que la masturbación es algo privado. No se debe hacer en público.

¿Cuándo debo obtener ayuda?

- Si su adolescente se masturba en público.

- Si su adolescente se siente culpable o deprimido por masturbarse.

El Incesto

¿Qué es?

El incesto es cuando un miembro de la familia tiene relaciones sexuales con o toca de una manera sexual a otro miembro de la familia. El incesto generalmente involucra a un adulto y a un niño o adolescente. El incesto también es cuando un miembro de la familia hace que un niño lo toque de una manera sexual. Los miembros de la familia incluyen a los padres, abuelos, tíos, tías, primos, padrastros, hermanos y hermanas.

¿Sabía usted que?

- El incesto es ilegal y debe ser reportado a la policía.
- Algunos factores ponen a la familia en mayor riesgo de incesto. Están por ejemplo:
  - El abuso de alcohol o drogas en los adultos.
  - Muchas personas que viven juntas en un espacio pequeño.
  - Mucha tensión emocional en la familia.
  - Un historial de abuso o de incesto en la familia.
- Las personas necesitan ayuda profesional para enfrentar el incesto.
- El incesto puede dañar a un niño de por vida. El niño necesita ayuda. Él necesita hablar con un trabajador social o terapeuta sobre lo que pasó.

138

El Incesto

- El incesto le puede pasar a los niños o las niñas a cualquier edad.

- El incesto nunca es culpa del niño.

- Muchos niños tienen miedo de decirle a alguien lo que pasó debido a que:

  - Ellos piensan que hicieron algo mal.

  - Ellos piensan que nadie les creerá.

  - Les dijeron que algo malo les iba a pasar si se lo contaban a alguien.

- Algunas posibles señales de incesto son:

  - La niña sabe demasiado sobre el sexo para su edad.

  - El niño siempre se anda tocando sus genitales.

  - La niña actúa de una manera anormal para su edad.

  - El niño tiene pesadillas.

  - La niña toca a otros niños en una manera sexual.

  - El niño tiene una enfermedad de transmisión sexual (enfermedad venérea).

  - La niña trata de apartarse de cierto miembro de la familia.

  - El niño se escapa de la casa.

  - La niña tiene dolores de cabeza u otros problemas.

  - El niño llora demasiado.

- Algunas veces las hermanas y los hermanos de la misma edad juegan de una manera sexual. Esto es común y no es dañino cuando están muy pequeños.

¿Qué puedo hacer?

- Conozca las señales del incesto.

- Hable con su adolescente sobre todas las cosas.

- Escuche lo que le dice su adolescente. Si su adolescente le dice que hay una situación de incesto, créale.

- Obtenga ayuda inmediatamente si usted piensa que su hija fue abusada por un miembro de la familia. Su hija esta primero. No se preocupe por el miembro de la familia que le está haciendo daño a su hija.

¿Cuándo debo obtener ayuda?

- Si hay una situación de incesto. Es posible que la familia completa necesite ayuda. Existen muchos grupos en su comunidad que le pueden ayudar.

La Homosexualidad

¿Qué es?

La homosexualidad es una atracción fuerte hacia personas del mismo sexo. Otras palabras para un homosexual son afeminado y lesbiana.

¿Sabía usted que?

- No se sabe cuál es la causa de la homosexualidad. La homosexualidad no es una enfermedad física o mental.

- Muchos homosexuales llevan vidas felices.

- Es normal que los adolescentes tengan una atracción hacia adolescentes de su mismo sexo. Esto puede ocurrir en los primeros años de la adolescencia, y no significa que el adolescente sea homosexual.

- A los adolescentes les gusta ensayar nuevas cosas. Algunos adolescentes juegan sexualmente con adolescentes del mismo sexo. Ellos se tocan los genitales de una manera sexual. Esto no significa que los adolescentes sean homosexuales.

- Es posible que un adolescente se excite viendo a otros adolescentes del mismo sexo en la ducha. Esto no significa que el adolescente sea homosexual.

- Los adolescentes homosexuales no escogen ser homosexuales. Ellos no tienen control sobre esto.

- Cuando una persona dice que él o ella es homosexual a esto se le llama "salir del closet".

- Los padres de los jóvenes homosexuales generalmente sienten rencor, culpabilidad y vergüenza. Se preguntan qué fue lo que hicieron mal.

- No es la culpa de un padre si el adolescente es homosexual. Los padres no se deben echar la culpa.

- Existen grupos de apoyo para padres de hijos homosexuales.

- Los adolescentes generalmente se burlan de los adolescentes que son homosexuales, y los padres de los adolescentes homosexuales los rechazan. A menudo, tienen problemas en la escuela. Se sienten solos. Es posible que tomen bebidas alcohólicas para tratar de sentirse mejor.

- Los adolescentes homosexuales corren el riesgo de suicidio debido a que se sienten solos y diferentes. También corren el riesgo de ser víctimas de la violencia contra los homosexuales.

¿Qué puedo hacer?

- Enséñele a su adolescente que trate bien a los homosexuales. Dígale a su adolescente que la homosexualidad no es una enfermedad. Hable con su adolescente sobre homosexuales famosos como la tenista Martina Navratilova y el peluquero Sammy.

- No se asuste si su adolescente le cuenta sobre sus juegos sexuales con otro adolescente del mismo sexo. Esto no significa que su adolescente sea homosexual. Puede que él o ella estén ensayando nuevas experiencias.

- No se culpe si su adolescente es homosexual. Esto no significa que usted hizo algo malo.

- No se enoje si se da cuenta que su adolescente es homosexual. Mantenga la calma. Su adolescente necesita su cariño y apoyo.

- No trate de convencer a su adolescente de que deje de ser homosexual. No le diga a su adolescente que esto es sólo una fase que va a pasar.

- No humille o se burle de su adolescente.

- Ayude a su adolescente a encontrar amigos que la apoyen.

- Hágase miembro de un grupo de apoyo para padres de jóvenes homosexuales. El hablar con otros padres le ayudará para que le pueda dar cariño y apoyo a su adolescente.

¿Cuándo debo obtener ayuda?

- Si su adolescente está preocupado por sus sentimientos hacia otros adolescentes del mismo sexo.

- Si usted tiene problemas para aceptar que su adolescente es homosexual.

La Seguridad
de los Adolescentes

5

Apuntes

_____

_____

_____

_____

_____

_____

_____

_____

_____

_____

_____

_____

_____

_____

_____

El Manejar Carro

¿Qué es?

Los adolescentes obtienen una licencia para manejar y manejan un carro o montan una moto. En la mayoría de los estados, los adolescentes 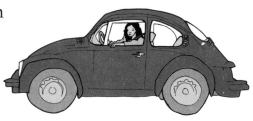 pueden obtener una licencia para manejar a partir de los 16 años. En algunos estados, la edad es de 18 años.

¿Sabía usted que?

- Los adolescentes quieren manejar. Manejar los hace sentirse libres y adultos.

- Los accidentes automovilísticos son la causa número uno de muertes en los adolescentes en los Estados Unidos.

- Algunos adolescentes no usan cinturones de seguridad.

- Algunos adolescentes se arriesgan cuando manejan. Los adolescentes no ven los riesgos del camino como una persona que ha manejado por mucho tiempo. Los adolescentes se pueden distraer en vez de mirar el camino. Esto puede causar choques.

- El manejar borracho puede causar la muerte. Nadie debe manejar después de tomar bebidas alcohólicas o usar drogas.

- En muchos estados los adolescentes pierden su licencia si toman y manejan. Esto pasa la primera vez que los agarran.

- Los precios de los seguros de auto son mucho más altos para los adolescentes. La mayoría de las compañías de seguro dan descuento a los adolescentes que tienen buenas calificaciones en la escuela.

- Muchas escuelas secundarias ofrecen clases de manejar. Esta es una buena manera para que los adolescentes aprendan a manejar. Los adolescentes necesitan mucha practica para manejar.

- De vez en cuando, los adolescentes llevan demasiadas personas en el carro. Esto no es seguro. El manejar solo es más seguro que manejar con un grupo de amigos. Los amigos pueden distraer a un adolescente al punto de no dejarlo poner atención al camino.

- La música alta en un carro puede distraer a un adolescente cuando está manejando.

- El manejar en un clima malo o en la noche es más difícil.

- Los adolescentes deben saber que es lo que deben de hacer si ocurre un accidente.

¿Qué puedo hacer?

- Ayude a su adolescente a aprender a manejar. Deje que su adolescente maneje con usted en el carro. Asegúrese de que su adolescente maneje cuidadosamente.

- Haga que su adolescente tome lecciones de manejar.

- Fije reglas de manejo para su adolescente tales como:

  - Nunca tomes y manejes.

  - Nunca uses drogas y manejes.

  - Nunca vayas de pasajero en un carro si el conductor ha bebido alcohol o ha tomado drogas.

  - Siempre usa el cinturón de seguridad aunque vayas en el asiento trasero.

  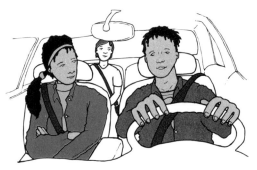

  - Nunca lleves personas en el carro que no tengan cinturón de seguridad. Todos en el carro deben usar cinturón de seguridad.

  - Siempre lleva dinero contigo para que puedas llamar a la casa o tomar un autobús.

  - Nunca dejes que otra persona maneje tu carro.

  - Maneja en las calles principales.

  - Evita los caminos desolados.

  - No manejes cuando estés cansado. Si tienes sueño, hazte a un lado del camino y llama a la casa.

- No recojas a nadie que no conozcas.

- Encuentra tus llaves antes de que camines hacia el carro.

- Entra al carro inmediatamente y échale llave a todas las puertas.

- Nunca le pidas a un extraño que te lleve si tu carro se daña.

- Dígale a su adolescente a qué hora tiene que regresar a la casa. Haga que su adolescente la llame si va a llegar tarde.

- Compare los seguros de carro para obtener el mejor precio.

- Decida quién va a pagar por el seguro, la gasolina, las infracciones y las reparaciones.

- Si su adolescente compra un carro viejo, ayúdele a arreglarlo. Asegúrese de que es un carro seguro.

- Enséñele a su adolescente qué hacer si se le desinfla una llanta.

- Si su adolescente sufre un accidente de carro, dígale que:

  - Llame al 911 si alguien está herido.

  - Llame a la policía y se quede en el carro hasta que llegue la policía.

  - Obtenga el nombre, número de teléfono, dirección, número de placa, número de licencia de manejar y compañía de seguro de los otros carros accidentados.

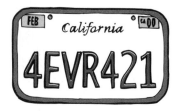

- Obtenga el nombre y número de teléfono de todas las personas que vieron el choque.

- Escriba todo acerca del choque.

- Reporte el choque a su compañía de seguro. Deberá hacerlo aunque no sea su culpa.

- Guarde los nombres, números y cualquier otra cosa relacionada con el choque.

- Obtenga una copia del reporte de la policía.

- Siempre le cuente a los padres lo que pasó.

• Mantenga una linterna y un equipo de primeros auxilios en el carro.

• Sugiérale a su adolescente que tenga un teléfono celular en el carro para que pueda llamar a pedir ayuda.

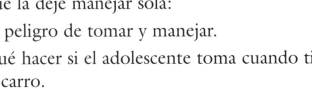

• Si su adolescente toma y maneja. Quítele la licencia.

• Si su adolescente recibe infracciones por ir muy rápido o llega a la casa demasiado tarde, no lo deje manejar por un mes.

• Repase las siguientes cosas con su adolescente, antes de que la deje manejar sola:

- El peligro de tomar y manejar.

- Qué hacer si el adolescente toma cuando tiene el carro.

- Qué hacer en caso de un choque.

- Cómo manejar en mal clima o en la noche.

- ■ Qué hacer si el carro se daña.

- ■ Qué es lo que va a suceder si su adolescente rompe alguna de sus reglas.

- Siempre sepa a dónde va su adolescente y cuándo va a regresar.

¿Cuándo debo obtener ayuda?

- Si su adolescente chocó y no lo reportó.

- Si su adolescente toma o usa drogas y maneja.

- Si su adolescente continúa recibiendo infracciones.

- Si su adolescente no la escucha pero necesita manejar por razones de trabajo o de escuela.

El Alcohol

¿Qué es?

El alcohol es un líquido que toman las personas que puede hacerlas sentir borrachas y actuar torpemente. A esto se le llama estar ebrio o intoxicado. A las bebidas alcohólicas a veces se les conoce como trago.

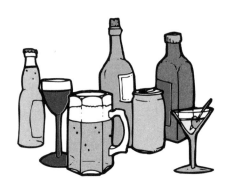

¿Sabía usted que?

- Muchos padres no conocen el peligro del alcohol. Ellos piensan que el tomar bebidas alcohólicas no es tan malo como el usar drogas.

- Uno de cada cuatro adolescentes toma bebidas alcohólicas al llegar a los 13 años de edad.

- El tomar puede ser una manifestación de que el adolescente tiene otros problemas. Los adolescentes con poca fe en sí mismos a menudo toman bebidas alcohólicas para sentirse mejor.

- El tomar bebidas alcohólicas es malo para el cerebro de los adolescentes. Puede dañar de por vida la capacidad para pensar y aprender.

El Alcohol

- La mayor causa de muertes en los adolescentes son los accidentes de carros en los que uno de los que manejaban estaba borracho. Nadie debe tomar bebidas alcohólicas y manejar.

- Nunca es demasiado temprano para decirle a sus hijos que el tomar es algo malo. Algunos niños empiezan a tomar bebidas alcohólicas a la edad de nueve años.

- Un adolescente se puede volver alcohólico. Esto puede pasar **sin** que los padres se den cuenta.

- Los adolescentes que toman bebidas alcohólicas están más propensos a:

  - Tener bajas calificaciones en la escuela.

  - Dejar la escuela.

  - Tener relaciones sexuales a una edad más temprana.

  - Tener relaciones sexuales sin usar un condón.

- Un adolescente corre más riesgo de tomar bebidas alcohólicas si:

  - Los amigos del adolescente toman bebidas alcohólicas.

  - Si el adolescente tiene una baja autoestima.

  - Si los padres o los hermanos o hermanas mayores del adolescente toman.

  - Si hay tensión emocional en la familia debido a un divorcio, enfermedad o muerte.

- Algunos adolescentes toman cinco o más bebidas alcohólicas en una sola ocasión. A esto se le llama beber en exceso. Algunos adolescentes han muerto debido a que bebieron en exceso.

- Algunas bebidas contienen más alcohol que otras. Algunos vinos con sabor a fruta contienen un 20% de alcohol. El vino sabe dulce, y puede que los adolescentes no sepan que esta bebida contenga tanto alcohol.

- Un adolescente puede emborracharse después de tomar un solo trago. Esto puede pasar con el vino, la cerveza u otro tipo de bebida alcohólica.

- Algunos adolescentes toman bebidas alcohólicas que están en el hogar. Ellos generalmente le añaden agua a la botella para reemplazar lo que se tomaron.

- El uso seguro del alcohol se debe aprender. Los adolescentes se fijan cómo sus padres usan el alcohol, y siguen ese ejemplo.

- Una persona que le vende o le da bebidas alcohólicas a alguien que es menor de edad está quebrantando la ley. Esta persona puede ir a la cárcel.

- La edad legal para tomar varía de estado a estado.

- Si usted le da de tomar bebidas alcohólicas a un menor de edad y le pasa algo malo, es su culpa.

- Algunos adolescentes toman después de que salen de la escuela si están solos y aburridos.

- Muchos adolescentes toman para ser chicos suaves o para ser aceptados. El alcohol hace que un adolescente se sienta menos tímido. Algunos adolescentes toman cuando están molestos.

- Existen grupos tales como los Alcohólicos Anónimos (conocido por las siglas AA) que ayudan a los adolescentes a dejar de tomar alcohol.
- Algunos adolescentes necesitan ir a un hospital para parar de tomar alcohol.

¿Qué puedo hacer?

- Hable con su adolescente sobre las cosas malas que pueden pasar por tomar alcohol.
- Dígale a su adolescente que la gente se muere por tomar en exceso.
- Dígale a su adolescente que ella no tiene que tomar para ser aceptada.
- Enséñele a su adolescente que el alcohol es malo para un cerebro que está creciendo. El alcohol puede causar daños de por vida.
- Enséñele a su adolescente reglas seguras sobre el alcohol:
  - El alcohol es malo para los adolescentes.
  - Nunca se debe manejar después de tomar alcohol.
  - Nunca hay que dejar que alguien maneje después de tomar alcohol.
  - No hay que tomar cuando uno está solo.
  - Nunca hay que tomar para emborracharse.
  - No hay que tomar paras sentirse mejor. El alcohol no arregla los problemas.
  - No hay que tomar si uno está deprimido o enojado.

- Enséñele a su adolescente a decidir quién va a manejar cuando salga con sus amigas. Esta persona no deberá tomar **ninguna** bebida alcohólica. A esta persona se le conoce como el conductor designado.

- Enséñele a su adolescente a nunca subirse a un carro si el conductor ha tomado alcohol. Asegúrese de que su adolescente sepa llamarla para pedirle que la recoja. Siempre esté lista para recoger a su adolescente.

- Dígale a su adolescente que lleve dinero cuando salga. Su adolescente puede llamar a la casa o tomar un autobús o taxi si hay algún problema.

- No pelee con su adolescente si está borracho. No deje que su adolescente se duerma si está borracho. Su adolescente puede entrar en estado de coma y morir. Camine con su adolescente hasta que el alcohol salga de su cuerpo.

- Ayúdele a su adolescente a encontrar cosas para hacer después de la escuela. Trate de estar presente cuando su adolescente regresa de la escuela. Sepa lo que su adolescente hace después de que sale de la escuela.

- Esté alerta a síntomas de que su adolescente toma como:
  - Comportamiento torpe.
  - Cambios en su estado de ánimo.
  - Cambios en sus amistades.
  - Mentir.

- ■ Olor de alcohol en el aliento de su adolescente.

- ■ Si le faltan bebidas alcohólicas en su casa.

- • Haga que su adolescente vaya a un grupo como el de AA si toma alcohol.

¿Cuándo debo obtener ayuda?

- • Si usted piensa que su adolescente toma.

- • Llame al 911 si no puede despertar a su adolescente después de que él haya tomado.

Las Drogas

¿Qué son?

Las drogas son algo que una persona come, fuma o se inyecta para sentirse bien o para sentirse suave.

¿Sabía usted que?

- Las drogas están en todas partes. Los niños desde los 8 ó 9 años usan drogas. Nunca es demasiado temprano para empezar a hablar con los niños sobre porque las drogas son malas.

- Un adolescente se puede morir al usar drogas una sola vez.

- Los adolescentes empiezan a usar drogas por muchas razones tales como:

  - Querer ensayar algo nuevo.

  - Querer sentir que forman parte del grupo.

  - Para sentirse mejor sobre sí mismos.

  - Para escapar de los problemas de la casa o de la escuela.

- Al principio, los adolescentes toman drogas para sentirse bien. A esto se le llama drogarse. Después necesitan las drogas para no sentirse mal. A esto se le llama adicción.

- Los siguientes son algunos síntomas de que un adolescente pueda estar usando drogas:
  - Si bajan sus calificaciones en la escuela.
  - Si el adolescente se escapa de las clases o deja de ir a la escuela.
  - Si miente o roba.
  - Se pierde dinero y otras cosas de la casa.
  - Si el adolescente está solo la mayor parte del tiempo.
  - Si hay cambios en sus hábitos de comer.
  - Si hay cambios bruscos en su estado de ánimo.
  - Si se pelea con los amigos y familiares.
  - Si tiene momentos violentos.
  - Si tiene los ojos vidriosos.
  - Si tartamudea.
  - Si se enferma a menudo.
  - Si el adolescente no se puede levantar en las mañanas.
  - Si ha encontrado drogas en la recámara del adolescente.
  - Si huele a drogas como la marihuana.
  - Si el adolescente gasta el dinero muy rápido.
- Puede que los padres estén muy ocupados para darse cuenta de los síntomas. Ellos pueden pensar que no les puede pasar a ellos. El uso de drogas le puede suceder a cualquiera.

- Las drogas son malas para el cerebro. Las drogas pueden dañar de por vida la manera que una persona piensa y actúa.

- Existen muchas drogas. Las siguientes son las más comunes:

  - **La marihuana**

    Otros nombres para la marihuana son bazuca, yerba, mota, marimba, troncho y chicharra. Es la droga más común y se fuma.

  - **La cocaína**

    Otros nombres son coca, yeyo y polvo. Esta droga se aspira por la nariz.

  - **La cocaína tipo "crack"**

    Otros nombres son "crack", roca y cocaína roca. Esta droga se fuma.

  - **El LSD**

    Esta droga también se llama ácido y se toma por la boca.

  - **El PCP**

    Otros nombres son polvo de ángel, "wack", y bote de amor. Se toma por la boca.

  - **Las anfetaminas**

    Otros nombres son "speed", negras y corazones. Hay muchas clases de anfetaminas. Se pueden tomar por la boca, se pueden fumar, se pueden aspirar o se pueden inyectar.

- **La heroína**

  Otros nombres son pichicata y caballo. Esta droga se inyecta en una vena.

- **Las metanfetaminas**

  Otros nombres son hielo, metas, y cristal. Viene en forma de cristal o en forma de polvo. Se toma por la boca.

- **Los inhaladores**

  Estas son sustancias químicas que los adolescentes aspiran para drogarse. Al aspirar vapores se le llama resoplar. Algunas sustancias químicas que los adolescentes aspiran son la goma o pegamento, gasolina y latas de aerosol tales como las de pintura o las de crema batida.

- **Drogas sintéticas**

  Otros nombres en inglés son MDA, MMDA, MDM, y MDE. Cada una de estas drogas es diferente. La mayoría de estas drogas se toman por la boca.

¿Qué puedo hacer?

- Empiece a hablar con su hijo a una edad temprana sobre lo malo que son las drogas. Háblele sobre todas las cosas malas que pueden pasar cuando alguien toma drogas.

- Enséñele a su hija a decirle **no** a las drogas. Diga esto muchas veces. Que no le quede dudas a su hija de que las drogas son malas.

- Dígale a su adolescente que alguien le puede echar algo en su bebida. Su adolescente nunca debe perder de vista su bebida.

- Los adolescentes que toman drogas a menudo tienen otros problemas. Escuche lo que su adolescente le dice. Ayude a su adolescente. Si usted no se sabe qué hacer, consiga ayuda profesional.

- Esté alerta a síntomas de que su adolescente pueda estar tomando drogas (vea la página 159).

- Esté alerta a la posibilidad de que su adolescente esté resoplando (inhalando sustancias químicas). Algunos de los síntomas son:

  - Heridas o salpullido cerca de la nariz y boca.

  - Pintura en la cara o en la ropa.

  - Olor a químicos en la ropa o en el cuarto del adolescente.

  - Ojos rojos.

  - Nariz tupida.

  - Caminar no muy seguro.

- Ayude a su adolescente a encontrar cosas que hacer después de la escuela. Sepa qué es lo que hace su adolescente después de la escuela. Fíjese si su adolescente hace lo que ella dice que hace. No deje a su adolescente sola por mucho tiempo.

- Conozca los amigos de su adolescente. Ayude a su adolescente a escoger buenos amigos.

- Meta a su adolescente en algún deporte u otros grupos buenos como los clubes de niños y niñas.

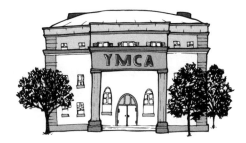

- Si usted encuentra drogas en el cuarto de su adolescente, tome acción inmediata. Su adolescente puede morir al tomar drogas. Hable con su adolescente sobre lo que ha encontrado. Obtenga ayuda profesional inmediatamente.

- Hable honestamente son su adolescente si otros miembros de la familia tienen problemas con las drogas. Hable sobre la adicción. Hable sobre lo difícil que es dejar de tomar drogas. Hable sobre cómo las drogas arruinan la vida de las personas.

¿Cuándo debo obtener ayuda?

- Obtenga ayuda inmediatamente si usted piensa que su adolescente toma drogas.

El Fumar

¿Qué es?

Es el aspirar humo de un cigarrillo dentro de los pulmones. Es un hábito malo. Cuesta mucho dinero y hace que la gente se enferme. La gente se muere debido al hábito de fumar.

¿Sabía usted que?

- Los niños prueban fumar desde los 8 años.
- Alrededor de 1 de cada 3 adolescentes que prueban fumar se convierten en fumadores regulares.
- El fumar es como una droga. Una vez que se empieza, es muy difícil parar.
- Algunos niños mascan tabaco (llamado rapé en español y snuff en inglés). Esto es tan malo como fumar. Puede causar cáncer de la boca y de la garganta. También puede causar pérdida de los dientes y enfermedades de las encías.
- Los adolescentes fuman por muchas razones como por ejemplo:
  - El querer verse como un chico suave.
  - El querer verse o sentirse como los adultos.
  - Si alguien fuma en la casa.
  - Si sus amigos fuman.

- Si están aburridos.

- Si tienen hambre o quieren bajar de peso.

- Si tienen tensión emocional en el hogar o en la escuela.

- Ellos quieren saber qué es lo que es fumar.

- Ellos ven que la gente fuma en las películas y en la televisión.

¿Qué puedo hacer?

- Empiece a hablar desde una edad temprana con su hijo sobre por qué fumar es malo.

- Los siguientes son algunas cosas que usted le puede decir a su hija:

  - Una vez que ya empieces a fumar, es muy difícil dejar de fumar.

  - Fumar cuesta mucho dinero. Una persona puede ahorrar cerca de $70 al mes si no fuma.

  - Fumar causa mal aliento y mancha los dientes de color amarillo.

  - A nadie le gusta besar a alguien que fuma.

  - Fumar causa cáncer y enfermedades del corazón y de los pulmones.

  - Fumar hace que te vaya mal en los deportes ya que hace más difícil el respirar.

  - Te pueden botar de la escuela si te agarran fumando.

- Enséñele a su hijo a que se sienta a gusto con su persona. Dígale a su adolescente que él no necesita fumar para sentirse parte del grupo o para verse como un tipo suave.

- Los adolescentes aprenden del ejemplo. Si usted fuma, su adolescente también fumará. Esta puede ser una buena oportunidad para que usted deje de fumar. Anime a su familia para que le ayude a dejar de fumar. Muéstrele a su hijo lo difícil que es dejar de fumar.

- Anime a su adolescente para que se meta a hacer deportes, a la banda u otras actividades en las que no permiten fumar.

- Ayude a su adolescente a planear como decir que **no** cuando sus amigos lo invitan a fumar. Las siguientes son algunas cosas que podría decir:

  - No, gracias. Me siento muy a gusto así sin fumar.

  - Mi entrenador me botaría del equipo si me agarra fumando.

  - Mis papás me castigarían por un mes si me agarran.

  - Mis papás no me van a dejar usar el carro si fumo.

- Anime a su hija a tener amigas que no fumen.

- Esté alerta a los síntomas si su adolescente fuma:

  - Colillas de cigarrillos en los bolsillos.

  - Manchas amarillas en los dedos.

  - El cabello y la ropa huelen a humo.

- Haga las siguientes cosas sí su adolescente fuma:
  - Hable con el maestro de su adolescente acerca de un proyecto sobre el por qué fumar es malo. Puede que su adolescente deje de fumar después de ver lo que aprendió en el proyecto.
  - Prométale a su adolescente que usted le comprará algo si ella deja de fumar por un mes.
  - Llame a la oficina local de la Asociación Americana del Pulmón. Ellos tienen clases que ayudan a los adolescentes a dejar de fumar.
  - Pregunte en la escuela de su hija sobre un programa que le ayude a su hija a dejar de fumar.
  - Hable con el entrenador de su hijo o con un consejero de la escuela acerca de otras cosas que pueda hacer.

¿Cuándo debo obtener ayuda?

- Si su adolescente fuma.
- Si usted piensa que su adolescente fuma.

El Agujerearse el Cuerpo

¿Qué es?

El agujerearse el cuerpo es hacerse hoyitos en la piel para ponerse aretes o prendedores.

¿Sabía usted que?

- Muchos adolescentes se agujerean sus cuerpos. Los lugares más comunes son las orejas, las cejas, el ombligo y la lengua.

- Los adolescentes se agujerean el cuerpo porque ellos piensan que se ven bien. Ellos quieren llamar la atención y que se hable de ellos.

- Algunos adolescentes se hacen demasiados agujeros. Esto puede ser un síntoma de otros problemas.

- Los adolescentes se pueden contagiar de hepatitis B al agujerearse el cuerpo. Esta es una enfermedad muy grave.

- Algunos adolescentes usan una aguja de coser para hacerse un agujero en la piel. Esto les puede causar una infección. Algunos síntomas de infección son:

  - La piel colorada alrededor del agujero.

  - Líneas rojas en la piel.

  - Líquido amarillento (pus) que le sale del agujero.

  - Hinchazón.

  - Dolor.

- En algunos lugares usan una máquina llamada "pistola perforadora o agujereadora" Esta máquina es difícil de limpiar y solamente es segura para agujerear las orejas.

- Las personas se pueden contagiar de una enfermedad o una infección. Hay que usar agujas o instrumentos nuevos (estériles) cada vez. Hay que usar guantes de hule nuevos cada vez.

- Algunos estados tienen leyes sobre el agujerearse el cuerpo.

- Nadie que este bajo la influencia de las drogas o del alcohol debe hacerse un agujero. Puede que no sepa lo que está haciendo.

- El agujerearse el ombligo puede tardar hasta un año para sanar. A un adolescente le puede dar una infección grave.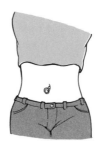

¿Qué puedo hacer?

- Dígale a su adolescente que agujerearse el cuerpo puede hacer que se enferme.

- Si su adolescente quiere hacerse un agujero, hágalo que espere dos meses antes de que lo haga. Dígale a su adolescente que se tome un tiempo para pensarlo.

El Agujerearse el Cuerpo

- Si su adolescente esta segura de que quiere hacerse un agujero en el cuerpo, ayúdela a que encuentre un lugar seguro donde le hagan el agujero.

- No se enoje si su hijo se manda hacer un agujero. Ayude a su adolescente a que no se haga más de un agujero.

¿Cuándo debo obtener ayuda?

- Si su adolescente insiste en hacerse un agujero. Encuéntrele un lugar seguro donde se lo hagan.

- Si su adolescente tiene síntomas de una infección, como la piel enrojecida, pus, calentura y dolor.

- Si su adolescente tiene más de dos agujeros en el cuerpo.

Los Tatuajes

¿Qué son?

Los tatuajes son marcas o diseños en la piel que no se pueden quitar. Son dibujos en la piel hechos con agujas. Los tatuajes se quedan en la piel para siempre.

¿Sabía usted que?

- Mucha gente se manda hacer tatuajes. Eso no quiere decir que son malos o que están en pandillas.

- Es muy difícil quitarse un tatuaje. Cuesta demasiado dinero y puede que una parte del tatuaje no salga.

- Algunos adolescentes escogen un diseño que no es apropiado para un adulto. El adolescente se quedará con ese tatuaje de por vida.

- Muchos adultos con tatuajes ahora desean que no se los hubieran mandado a hacer cuando eran jóvenes.

- Una persona se puede contagiar de infecciones, hepatitis B o C y otras enfermedades al hacerse un tatuaje.

- Las personas drogadas o borrachas no debe hacerse tatuajes. Puede que no sepan lo que están haciendo.

- Algunos estados tienen leyes para asegurar que los tatuajes se hacen de manera segura. La gente debe ir sólo a lugares legales de tatuajes.

- En muchos estados, los adolescentes menores de 18 años necesitan el permiso de un padre para mandarse hacer un tatuaje. Muchos adolescentes falsifican el nombre de su mamá o de su papá. Al hacer esto están quebrantando la ley.

¿Qué puedo hacer?

- Si su adolescente quiere un tatuaje, asegúrese que él sepa que los tatuajes no salen fácilmente. Haga que su adolescente hable con un doctor acerca de lo difícil que es quitar un tatuaje.

- Hable con su hija acerca de otras maneras de verse suave como el color del cabello y el estilo.

- Infórmese sobre las leyes de su estado. Asegúrese que su adolescente conozca las leyes.

- Pídale a su adolescente que espere de 1 a 2 meses antes de mandarse hacer un tatuaje. Su adolescente debe pensarlo bien. Un tatuaje es para siempre. ¿Todavía lo querrá tener en diez años?

- Haga que su adolescente hable con gente que se haya arrepentido de haberse hecho tatuajes.

- Si su adolescente está seguro que quiere mandarse hacer un tatuaje, ayúdelo a escoger un buen diseño. Hágalo ponerse el tatuaje en un lugar en el que lo cubra la ropa.

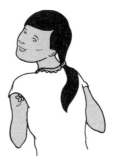

- Haga que el tatuaje se lo hagan en un lugar seguro.

- Si su adolescente se manda hacer un tatuaje, no se enoje demasiado. Ayude a su adolescente a que sólo se ponga un solo tatuaje.

¿Cuándo debo obtener ayuda?

- Si su adolescente quiere un tatuaje. Usted debe encontrar un lugar seguro y legal.

- Si su adolescente ya se hizo un tatuaje, y la piel muestra síntomas de infección como enrojecimiento, pus o se siente caliente.

Las Pandillas

¿Qué son?

Las pandillas son grupos de adolescentes que tienen reglas y un líder. Sus miembros pasan tiempo juntos y se parecen entre ellos. Se visten con colores de su pandilla, pelean con otras pandillas y hacen cosas fuera de la ley.

¿Sabía usted que?

- Las pandillas están en todas partes. Hay más adolescentes varones que chicas en las pandillas. La mayoría de adolescentes en pandillas tienen entre 12 y 17 años de edad.

- Muchas pandillas usan drogas, roban y quebrantan la ley de otras maneras.

- Los adolescentes en pandillas son violentos. Algunas veces usan pistolas.

- Muchos adolescentes mueren o son lastimados gravemente en las pandillas.

- Los adolescentes se meten a las pandillas porque:
  - Ellos quieren sentir que son parte de un grupo.
  - Ellos quieren amor y apoyo.
  - Ellos piensan que es suave estar en una pandilla.
  - Ellos se quieren sentir parte de algo.

Las Pandillas

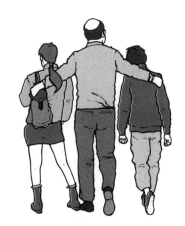

- Los adolescentes que tienen relaciones estrechas con sus familias generalmente no se meten en pandillas. Ellos no necesitan las pandillas para conseguir amor y apoyo.

¿Qué puedo hacer?

- Pregúntele a su adolescente qué piensa sobre las pandillas. Hable sobre por qué las pandillas son malas.

- Pregúntese a sí mismo si usted pasa suficiente tiempo con su adolescente. Muchos adolescentes pasan demasiado tiempo solos. Ellos se meten a las pandillas porque no tienen nada que hacer.

- Pase tiempo con la familia. Empiece un proyecto familiar. Practique un deporte familiar.

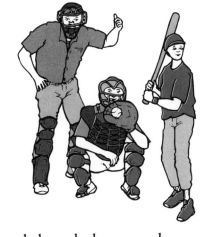

- Los adolescentes necesitan de otros adolescentes. Ayude a su adolescente a encontrar un club seguro. Algunos clubes son la YMCA, grupos de la iglesia, equipos deportivos y clubes de las escuelas.

- Hable en la escuela o con la policía acerca de las pandillas en su área. Infórmese sobre lo que usted puede hacer.

- Ponga atención a la manera en que se viste su adolescente. No deje que su adolescente se ponga ropa con los colores de las pandillas. Lo pueden matar o lastimar.

¿Cuándo debo obtener ayuda?

- Si su adolescente está en una pandilla.
- Si usted está preocupado de que su adolescente se va a meter a una pandilla.
- Si a su adolescente lo están molestando los miembros de una pandilla.
- Si su adolescente se siente presionado a meterse en una pandilla.

Lista de Palabras

A

- **Aborto:** Una operación hecha por un médico para terminar un embarazo.

- **Abstinencia:** El no tener relaciones sexuales.

- **Abuso de homosexuales:** El burlarse o hacer daño a alguien porque es homosexual.

- **Adicción:** Un fuerte deseo o necesidad de hacer algo como fumar o tomar drogas.

- **Adopción:** El entregar un niño a otra familia, o el aceptar un niño como miembro de su familia.

- **Alcohólico:** Una persona que no puede controlar cuanto toma.

- **Alcohólicos Anónimos (AA):** Un grupo que ayuda a la gente a dejar de tomar alcohol.

- **Ano:** Otra palabra para el recto.

- **Anticoncepción:** Otra palabra para la prevención del embarazo.

- **Años de la adolescencia:** En este libro, los años de la adolescencia se refieren a las edades de 9 a 19 años.

- **Apetito:** El deseo normal de querer comer.

B

- **Biblioteca:** Un lugar donde se mantienen los libros. Las personas van a la biblioteca para leer libros o prestarse libros para llevar a la casa por un tiempo.

C

- **Castigo:** Una pena que se le da a una persona por haber hecho algo incorrecto.
- **Cérvix:** La apertura del útero hacia la vagina (el cuello de la matriz).
- **Cigarrillo:** El tabaco enrollado en papel para fumar. Las personas que fuman se pueden volver adictas. Fumar causa cáncer y muchas otras enfermedades.
- **Circuncisión:** Una operación que quita el pellejo que cubre la cabeza del pene.
- **Club de niños y niñas:** Un lugar en el barrio que ofrece actividades para los niños.
- **Coito:** El poner el pene dentro de la vagina.
- **Comer en exceso:** El comer grandes cantidades de comida en un tiempo corto.
- **Condón:** Una cubierta de hule que se pone en un pene erecto antes de tener relaciones sexuales. El condón previene el embarazo y muchas enfermedades de transmisión sexual.
- **Conductor designado:** Una persona que no toma alcohol para poder llevar a las demás personas a sus casas.
- **Copular:** Otra palabra para las relaciones sexuales.

D

- **Desodorante:** Un aerosol, crema, u otra substancia que se pone en el cuerpo para evitar el mal olor del cuerpo.

- **Discapacidad en el aprendizaje:** Problemas al leer y aprender.

- **Domingo:** Dinero que se le da a alguien regularmente.

E

- **Ebrio:** Otra palabra para el estar borracho.

- **Erección:** Cuando el pene se pone duro (se para).

- **Escroto:** La bolsa o saco fuera del cuerpo de un hombre que queda detrás del pene y que contiene los testículos.

- **Espermatozoides:** Las semillas de un hombre. Los espermatozoides se combinan con el óvulo (huevo) de una mujer para crear un bebé.

- **Espermicida:** Una crema o espuma que mata los espermatozoides.

- **Estado de coma:** Un estado en el que parece que la persona duerme profundamente causado por enfermedades o lesiones.

- **Esteroides:** Drogas que la gente toma para ponerse más fuerte y tener mayor éxito en los deportes. Los médicos a veces recetan los esteroides para ciertas enfermedades.

- **Eyacular:** Cuando el semen sale del pene durante un orgasmo.

G

- **Genitales:** Partes del cuerpo que se usan en las relaciones sexuales.
- **Grandulón:** Alguien que provoca o trata de empezar una pelea con personas más pequeñas o más débiles.

H

- **Homosexual:** Cuando alguien tiene una atracción fuerte por personas del mismo sexo.
- **Hora límite:** La máxima hora en que una persona debe llegar a la casa.
- **Hormonas:** Químicos que el cuerpo produce para realizar ciertas labores.

I

- **Infección:** Enfermedad causada por gérmenes que uno no puede ver. Una infección puede pasar dentro del cuerpo o en la piel. Los síntomas de una infección son enrojecimiento, calor, dolor y líquido o pus que brota de la piel.
- **Intoxicado:** Otra palabra para estar borracho.

L

- **La prevención del embarazo:** Cosas que hace la gente para prevenir quedar embarazada.
- **Laxante:** Medicina que las personas toman para que les ayude a poder ir al baño a hacer el dos.

- **Lesbiana:** Una jovencita que siente atracción por otras jovencitas.

O

- **Orgasmo:** Otra palabra para terminar, venirse o llegar al éxtasis.
- **Ovulación:** Cuando un óvulo (huevo) sale del ovario de una mujer. Una mujer puede quedar embarazada en este momento si tiene relaciones sexuales y no usa métodos para prevenir el embarazo.

P

- **Prenatal:** El tiempo antes del parto cuando una mujer espera un bebé.
- **Prepucio:** Piel floja alrededor de la punta del pene. Esta piel se puede quitar por medio de una operación llamada circuncisión.
- **Presión de grupo:** Cuando los amigos tratan de hacer que una persona haga algo.
- **Prohibir salir:** Un tipo de castigo que no permite que un adolescente salga con sus amigos por un período de tiempo.
- **Pubertad:** El período de rápido crecimiento cuando los cuerpos de los niños y de las niñas cambian a cuerpos de adultos.
- **Pus:** Un líquido espeso que sale del cuerpo cuando hay una infección. El líquido es generalmente amarillo o verde y puede oler mal.

R

- **Regla:** El deshecho con sangre que sale de la vagina de una jovencita cada mes. También conocido como menstruación.

- **Resoplar:** El respirar o aspirar los vapores de pegamento o de latas de aerosol para sentirse drogado.

S

- **Semen:** Líquido espeso de color blanco que sale del pene durante la eyaculación.

- **Seno:** Parte del pecho. En una mujer, las glándulas del seno producen leche después del nacimiento de un bebé.

- **Sexo anal:** El poner el pene dentro del ano.

- **Sexo oral:** El acto de poner la boca en el pene o en la vagina.

- **Sueño erótico:** Eyaculación mientras que uno duerme.

T

- **Tareas del hogar:** Cosas que las personas deben hacer en su casa.

- **Testículos:** La parte del cuerpo de un hombre que produce espermatozoides.

- **Tomar o beber:** Palabras que se usan cuando se toma bebidas alcohólicas.

- **Trago:** Una palabra que se usa comúnmente para referirse a bebidas que contienen alcohol.

- **Tutores:** Maestros especiales que ayudan a las personas con la tarea o a aprender ciertas cosas.

V

- **Violación:** El forzar a alguien a tener relaciones sexuales.

Contenido de Este Libro de la A a la Z

Contenido de Este Libro de la A a la Z

Contenido de Este Libro de la A a la Z

Contenido de Este Libro de la A a la Z

Personas a Quienes Queremos Agradecer

Queremos agradecer a las siguientes personas por su ayuda con este libro:

Albert Barnett, MD

Art Brown, BA, MA

Diane Brown, MPH

Frank J. Brown, BS, MBA

Angelique Maree Crain, BA, MA

Robert Cummings, MD, Ph.D.

Gene Getz Jr

JoAnn Heller

Judi Leonard, MSN, PNP, CS

Shanine Jackson

Kimberly Mayer, BA

Thomas R. Mayer, MD

Hannah Lee

Nancy L. McDade

Mona Moreno

Richard C. Palmer, MD

Greg Perez, BS

Kemy Pyper

Gary Richwald, MD, MPH

Nancy Rushton, RN, BSN

Michael Satin

Andrew Scott, BA, B.ed

Emily Scott, B.ed

Jennifer Ann Scott

Raúl Sobero, BS

Jane Song

Benz Teeranitayatarn

Dylann Tharp

Irene Verdi

Camille Wall, MSW, LCSW

Vivian Wilson

Apuntes

Otros Libros de la Serie

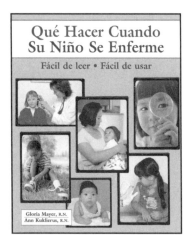

ISBN 0-9701245-1-1
$14.95 U.S.

Qué Hacer Cuando Su Niño Se Enferme

Hay mucho que puede hacer para su hijo en su casa. Finalmente, un libro que es fácil de leer y fácil de usar, escrito por dos enfermeras informadas. Este libro le dirá:

- Qué observar cuando su hijo se enferme
- Cuando llamar al doctor
- Como tomarle la temperatura
- Qué hacer cuando a su hijo le da la gripe
- Como curar cortadas y raspaduras
- Qué comidas prepararle a su hijo cuando se enferma
- Como parar infecciones
- Como prevenir accidentes en la casa
- Qué hacer en casos de emergencia

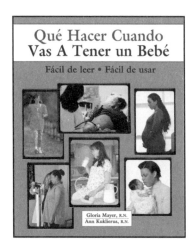

ISBN 0-9701245-7-0
$14.95 U.S.

Qué Hacer Cuando Vas A Tener un Bebé

Hay muchas cosas que una mujer puede hacer para tener un bebé saludable. Este es un libro fácil de leer y fácil de usar escrito por dos enfermeras que te explica:

- Cómo prepararte para el embarazo.
- La atención médica necesaria durante el embarazo.
- Cosas que no debes hacer estando embarazada.
- Cómo debes cuidarte para tener un bebé saludable.
- Los cambios físicos de cada mes.
- Cosas simples que puedes hacer para sentirte mejor.
- Señales de peligro y que hacer al respecto.
- Todo sobre el parto.
- Cómo alimentar y cuidar a tu nuevo bebé.

También está disponible en inglés.
Para ordenarlo, llame al (800) 434-4633.

Otros Libros de la Serie

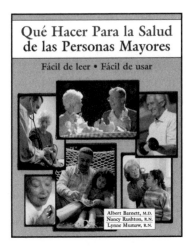

ISBN 0-9701245-5-4
$14.95 U.S.

Qué Hacer Para la Salud de las Personas Mayores

Hay muchas cosas que usted puede hacer para encargarse de su propia salud durante los años de su vejez. Este libro le explica:

- Los cambios del cuerpo cuando uno envejece.
- Los problemas de salud comunes de los mayores.
- Cosas que uno debe saber sobre los seguros de salud.
- Cómo conseguir un médico y obtener atención médica.
- Cómo comprar y tomar los medicamentos.
- Qué hacer para prevenir las caídas y los accidentes.
- Cómo mantenerse saludable.

También está disponible en inglés.
Para ordenarlo, llame al (800) 434-4633.